Französische Apotheken-Praxis.

Anleitung

zur

Erlernung der französischen Pharmacie

mit besonderer Berücksichtigung der Apothekenbetriebe in der französischen Schweiz.

Herausgegeben

von

Dr. A. Brunstein,

Apotheker

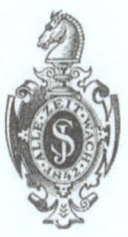

Berlin.

Verlag von Julius Springer.

1902.

ISBN-13: 978-3-642-89583-8   e-ISBN-13: 978-3-642-91439-3
DOI: 10.1007/978-3-642-91439-3

Softcover reprint of the hardcover 1st edition 1902

Vorwort.

———

Wenn der junge Mann die Schule verläßt mit dem Ent-schlusse, Apotheker zu werden, so wird er wenige unter seinen Freunden finden, die ihn um die Wahl seines Berufes be-neiden; man weiß, daß der Beruf, den er sich erwählte, ein Beruf des Gebundenseins ist, voller Verantwortlichkeit und Sorgen. Doch eine Lichtseite hat dieser Beruf, um die ihn alle Freunde beneiden könnten: das ist die ihm durch seinen Beruf gegebene Möglichkeit, hinauszuwandern in die Welt, die schönsten Teile Europas zu durchziehen und ihre Sprachen bequem und gut zu erlernen. Wie mancher Philologe möchte die dem Pharmazeuten gebotene billige Gelegenheit haben, jene Sprache perfekt zu erlernen, die er lehrt! Wie mancher Jurist, Mediziner oder Offizier möchte, wie unsere Fachgenossen, das schöne Elsaß, die Täler Savoyens und des Wallis durchwandern, wie sie im Nachen rudern auf den bergumrahmten schweizer Seen oder auch hinaufklettern auf die Schneehöhen des Berner Oberlandes und des Engadin! Gar mancher möchte mitwandern längs der „Azurküste" des Mittelländischen Meeres durch das Paradies Europas, Cannes, Nizza und Mentone zu sehen, durch die Palmen- und Pfeffer-baumalleen Monte Carlos zu wandeln und in der milden Bucht

von San Remo die Stätte zu besuchen, die unser kaiserlicher
Dulder bewohnte.

Das, was fast unmöglich ist so vielen unserer Landsleute,
deren Herz warm schlägt für die Schönheiten der Natur, deren
Börse aber nicht erlaubt, dem Sehnen des Herzens Rechnung
zu tragen — dem jungen Fachgenossen ist es möglich auch
ohne große Geldopfer! Es ist ihm möglich, gleichsam „so
nebenbei" den lachenden Himmel und die blauen Wasser des
sonnigen Südens zu sehen und die Riesenberge, die ihm vor-
gelagert sind!

Eine Bedingung allerdings ist für ihn an das Schauen
dieser Herrlichkeiten geknüpft, das ist die Bedingung der Kenntnis
der französischen Sprache und der französischen Apotheke. Diese
Kenntnis erwirbt man sich zumeist in der französischen Schweiz.
Dort suche man in einer Apotheke Stellung zu finden! Es
fällt nicht schwer, dort anzukommen. Wegen Mangels eines
einheimischen Gehilfenstandes mehrt sich die Nachfrage nach
deutschen Herren in der romanischen Schweiz von Jahr zu
Jahr, und auch an der Riviera werden deutsche Hilfskräfte
gerne genommen.

Das vorliegende Buch stellt sich die Aufgabe, die in genannten Gegenden notwendige Kenntnis von pharmazeutischer
Sprache und Praxis zu vermitteln und gleichzeitig ein Nachschlagebuch zu sein. Es will einesteils dem jungen Fachgenossen das Einleben in das Apothekenwesen des französischen
Auslandes erleichtern, anderenteils den Fremdengeschäften des
Inlandes als einfaches Nachschlagebuch in Fällen des Zweifelns
oder Sich-nicht-erinnerns Dienste leisten.

Bei der Fülle des Stoffes und der Vielseitigkeit des Berufes ist es naturgemäß unmöglich, ein Buch zusammenzustellen,
das allen Anforderungen gerecht wird — soll dieses Werkchen
den ihm gesetzten Rahmen nicht überschreiten! Man sehe dem

Büchlein darum seine Mängel und Schwächen nach; es wird auch so, wie es ist, manchem nützlich sein. Ich suchte für die Praxis zu schreiben, und die Praxis wird, so hoffe ich, Nutzen aus dem Geschriebenen ziehen!

Für jeden Vorschlag der Verbesserung werde ich dankbar sein und werde — falls das Büchlein eine zweite Auflage erleben sollte — tunlichst diese Vorschläge berücksichtigen.

Bad Orb i. Spessart, im Mai 1902.

Dr. A. Brunstein.

Inhaltsverzeichnis.

Dritter Teil.

Vokabularien.

Erster Teil.

Unterscheidende Merkmale der französischen Apotheke.

A. Sprache und Nomenklatur.

Das Wichtigste, in dem sich die französische Apotheken=
praxis von der deutschen unterscheidet, ist natürlicherweise die
Sprache.

Der zum erstenmal in französisches Sprachgebiet Gehende
mache sich keine Illusionen über die Leichtigkeit, mit der er die
Sprache zu erlernen hofft. Es genügt nicht, mit einem Vokabel=
schatze und einer Anzahl Phrasen ausgerüstet ins Ausland zu
gehen — mit jenem Sprachwissen, wie es unsere „Lehrmethoden"
und „Konversationsbücher" verschaffen —; damit kann man
vorerst wenig anfangen! Man muß zunächst verstehen und
verstanden werden, d. h. der Accent der französischen Sprache,
die Betonung der Silben, die Satzkonstruktion ist derart ver=
schieden von der unseren, daß man die Franzosen in den ersten
Wochen oder Monaten nicht versteht; umgekehrt spricht man
selbst das von der Sprache Gekannte so fremdartig, daß man
anfänglich nicht verstanden wird.

Wer also nie im französischen Sprachgebiete gelebt hat, sage
nicht, daß er die Sprache spreche! Er sage lieber zu wenig,
als zu viel über seine Sprachkenntnisse, auf daß es ihm nicht
ergehe, wie jenem Kollegen, der eine gutbezahlte Stelle in Genf
angenommen hatte unter der Versicherung, daß er die Sprache
spreche. An Ort und Stelle angekommen, verstand er nicht
einen Satz dessen, was der Chef ihm sagte. Weit entfernt
aber davon, sich die Schuld des Nichtverstehens beizumessen,
schob er die Schuld vielmehr auf den Chef, „der die Sprache
zu rasch spreche!" „Er kenne die französische Sprache, er sei

in der Schule im Französischen immer der Erste gewesen!" —
Ein Kunde kam — auch dieser wurde von unserem „Primus"
nicht verstanden. Ein weiterer Kunde sprach ebenfalls „zu rasch
und zu undeutlich!" Der Prinzipal stellte seinen „sprachkundigen" Herrn zur Rede! Dieser bat, ihn ohne Gehalt zu
behalten. Alles Bitten half nichts — er mußte mit seinem
noch unausgepackten Koffer wieder abziehen.

Man sage darum nicht zu viel über seine Kenntnis der
Sprache. Man begnüge sich in den ersten Monaten mit geringer Bezahlung — Kost und Wohnung wird immer gegeben
oder vergütet —; später, wenn man die Sprache kennt, bezieht
man ein gutes Gehalt und hat gleichzeitig ein meist angenehmes
Leben in schönster Gegend.

Nicht allein in der Konversation herrscht die französische
Sprache, auch die Rezepte werden von der übergroßen Mehrzahl — man könnte sagen: von allen französischen Ärzten —
in französischer Sprache verschrieben. Die lateinische Sprache
wird nur von einer Anzahl Ärzte der französischen Schweiz
angewendet, und auch dort gibt es viele Ärzte, die sich beim
Niederschreiben der Rezeptformel der französischen Sprache bedienen. Wie weit die Anwendung der Landessprache in der
französischen Rezeptur verbreitet ist, wurde mir klar, als ich die
Bekanntschaft verschiedener französischer Kollegen machte, denen
nie in ihrer langjährigen Tätigkeit in Apotheken verschiedener
Gegenden Frankreichs ein lateinisch formuliertes Rezept unter
die Hände gekommen war, und die ich eines Tages ratlos vor
einer lateinischen „ordonnance" stehen sah. Natürlich! Denn
der französische Arzt wendet die lateinische Nomenklatur nicht
an, auf den Standgefäßen der Apotheke ist sie meist durch die
französische ersetzt (ausgenommen in der französischen Schweiz!)
und in den Lehrbüchern des Landes liest man sie auch nicht!

Im folgenden einige Beispiele der in Frankreich üblichen
Nomenklatur!

1. Nomenklatur von Drogen und galenischen Präparaten.

Der Franzose nennt Fol. Sennae Feuilles de Séné oder abgekürzt Séné; ebenso heißen Fol. Altheae: Feuilles d'Althéa — oder de guimauve, die Wurzel: Racine de guimauve und die Pasta gummosa: Pâte de guimauve.

Der Franzose nennt also zuerst den Pflanzenteil der Droge oder die Art der Zubereitung des galenischen Präparates, dann den Namen der Stammdroge oder der zubereiteten Substanz mit dem voraufgehenden Wörtchen „de".

Dieselbe Bezeichnungsart kehrt immer wieder; so sagt man Sirop d'Ipécacuanha für Sirup. Ipecac.; Extrait de Quinquina für Extr. Chinae; Extrait fluide de Cascara Sagrada = Extr. Cascar. Sagrad. fluid.; Emplâtre de mercure oder — de Vigo für Empl. Hydrarg.; Espèces de St. Germain = Spec. laxant.; Pommade de zinc = Ungt. Zinci.

Die beiden Wörter „la Pommade" und „l'onguent" m. werden synonym gebraucht; zwar ist nach dem „Kodex" „l'onguent" weicher in ihrer Konsistenz als „la pommade", der synonyme Gebrauch beider Wörter hat sich aber so eingebürgert, daß diese Unterscheidung des Kodex eine nur theoretische ist. Ein drittes Wort für Pommade ist „la pâte" = Pasta, eine Salbe von harter Konsistenz. Zu gleicher Zeit bezeichnet dieses französische Wort „pâte" auch zuckerhaltige Pasten (eine Art Bonbons).

In der Benennung der Öle unterscheidet der Franzose streng die ätherischen Öle von den fetten Ölen; letztere bezeichnet man mit dem Worte „l'huile" f., während ätherische Öle meist als „l'essence" f. bezeichnet werden, seltener als „l'huile volatile".

Beispiele sind: Huile d'olives = Ol. olivar.; Huile de ricin = Ol. ricin.; Huile de lin = Ol. lini; aber: Essence de Menthe = Ol. Menth.; Essence d'Anis — Ol. Anisi; Essense de girofle = Ol. caryophyll. Terpentinöl wird vom französischen Publikum richtigerweise „Essence de térébenthine" genannt, also als ätherisches Öl bezeichnet.

Destillierte Wässer werden nach der allgemeinen Regel: „erst Art der Bereitung, dann Herkunft mit ‚de‘!" wie bei Salben und Sirupen benannt, z. B. Eau de Camomilles, Eau de Cannelle, Eau de fleurs d'oranger = Aqua Camomill., Aqua Cinnamomi, Aqua Aurant. flor.

Etwas komplizierter ist die französische Nomenklatur der spiritushaltigen Flüssigkeiten.

Für unsere Bezeichnung „Tinktur" (Tinctura) hat man die französischen Namen l'Alcoolé m. oder la teinture; z. B. Teinture de Quinquina = Tinct. chinae; Teinture (Alcoolé) de Quinquina composée = Tinct. chinae compos.; Teinture (Alcoolé) de Benjoin = Tinct. Benzoës.

Neben den Ausdrücken „teinture" und „alcoolé" merke man sich die Bezeichnungen: „Alcoolature" für Tinkturen, die aus frischen Drogen bereitet sind, z. B. Alcoolature (Teinture) d'Aconit; Alcoolature de Digitale; und „Alcoolat" für mit Kräutern destillierte Alkohole. — „L'apozème" ist ein Arzneitrank, der aus Drogen im Bedürfnisfalle frisch bereitet wird; ähnlich „la tisane", ein aus dem „thé" bereiteter Arzneitrank. Das Publikum gebraucht sehr häufig in synonymem Sinne diese beiden Worte „thé" und „tisane", deren erstes die Droge oder Drogenmischung, das zweite die Abkochung aus derselben bedeutet.

Le suc ist ein gepreßter Frucht- oder Pflanzensaft.

Unter „Laudanum" versteht man Tinct. opii crocat.

L'Emplâtre m. ist das Pflaster, le sparadrap das gestrichene Pflaster.

Le lavement ist das Klystier; la potion = die Mixtur.

Le gargarisme ist das Gurgelwasser; le collyre = das Augenwasser. Die wirksame Substanz wird im Dativ beigefügt, z. B. Gargarisme au chlorate de potasse = Solut. kal. chlor.; Collyre au sulfate de zinc = Sol. zinc. sulfuric.; auch Savon au goudron = Teerseife.

Die fettfreien Glycerinsalben nennt der Franzose Glycéré, Glycérolé oder Glycérat, drei synonyme Ausdrücke.

Wachssalben findet man meist als Cérat bezeichnet: Cérat jaune = Ungt. cereum Cod.; Cérat à la rose = Cerat. labiale.

„Le Collutoire" ist eine Flüssigkeit ähnlich dem „garga-risme", die zur Behandlung von Mundwunden, von Zunge und Zahnfleisch dient. So bezeichnet man z. B. den Mel boraxat. als „Collutoire au borate de soude".

Ausdrücke wie la pastille, la tablette, le suppositoire sind so verwandt unseren Namen, daß mir eine Erklärung dieser Namen nicht notwendig erscheint.

Eine Anzahl seltener Ausdrücke, sowie alle bekannteren, findet man in hinten angefügtem Wörterverzeichnis kurz erklärt.

2. Nomenklatur der Chemikalien.

Die Nomenklatur der Chemikalien bietet für den Lernenden keine Schwierigkeiten. Die Namen der Säuren müssen gekannt sein. Solche sind: Acide chlorhydrique = Acid. hydro-chloric.; Acide acétique = Acid. acetic.; Acide nitrique = Acid. nitric. etc. Man unterscheidet die Acide „pur" oder „officinal", die reine Säure also von der unreinen „Acide ordinaire, impur" oder „du commerce". Acide arsenieux = Acid. arsenicosum ist von Acide arsenique = Acid. arse-nicic. zu unterscheiden.

Die Salze werden in der Weise bezeichnet, daß der Name der Art des Salzes dem Namen des in Salzverbindung ge-tretenen Körpers voraufgeht, z. B.:

kohlensaure Magnesia = Carbonate de Magnésie,
chlorsaures Kalium = Chlorate de potasse,
Chlorkalium = Chlorure de potasse,
doppeltkohlensaures Natron = Bicarbonate de soude.

Alle französischen Salznamen sind männlichen Geschlechts. Solche Salznamen sind unter anderen:

für essigsaures Salz = Acetate,
„ benzoësaures „ = Benzoate,
„ bromsaures „ = Bromhydrate oder Bromure,
„ chlorsaures „ = Chlorhydrate oder Chlorure,
„ jodsaures „ = Jodhydrate oder Jodure,
„ kohlensaures „ = Carbonate,

für milchsaures	Salz	= Lactate,
„ phosphorsaures	„	= Phosphate,
„ salpetersaures	„	= Nitrate oder Azotate,
„ salzsaures	„	= Chlorhydrate oder Chlorure,
„ schwefelsaures	„	= Sulfate oder Sulfhydrate,
„ basisch-schwefelsaures	„	= Sulfate basique,
„ — sulfuratum	„	= Sulfure,
„ unterschwefligsaures	„	= Hyposulfite,
„ unterchlorigsaures	„	= Hypochlorite.

Permanganate de potasse ist das Wort für übermangansaures Kalium; Hydrarg. oxyd. flav. ist „Oxyde mercurique jaune" oder „Oxyde de mercure jaune"; Hydr. praec. alb. = Précipité blanc. Also auch die Oxyde der Metalle werden nach derselben Regel benannt; auch bezeichnet man sie in der Weise, daß man dem Namen des Elementes das Wort calciné anhängt, wenn nämlich diese Oxyde gewonnen werden durch Glühen des Karbonats, z. B. Magnésie calcinée = Magn. usta. — Entwässerte Salze nennt man „desséché".

Spiritus trägt den Namen „Alcool" oder „Esprit de vin"; Aether heiße Éther; Essigäther = Éther acétique.

Lösungen von Chemikalien werden meist in der Weise bezeichnet, daß man dem Namen des Mittels das Wort „dissous" = „gelöst" anhängt, z. B. Acetate d'ammonium dissous = Liqu. ammon. acetic.

Die Namen von Alkaloiden, Glykosiden 2c. sind die französierten lateinischen Namen, ihre Bedeutung ist also auch dem Anfänger leicht erkennbar, z. B. Quinine = Chininum, Atropine = Atropinum etc.; auch Phénacétine = Phenacetin, Antipyrine = Antipyrinum. Das Geschlecht dieser französischen Namen ist fast immer das weibliche.

Richtig betrachtet also bietet die französische Nomenklatur (außer der einiger Eisen- und Quecksilbersalze) keine Schwierigkeiten. Etwas komplizierter allerdings wird die Sache, wenn alchemistische Ausdrücke in die Rezeptformel eintreten, doch auch darin herrscht Einheitlichkeit. Beispiele sind: Carbonas = — carbonicum; Sulfas = — sulfuric.; Phosphas = — phosphoric.; Sulfuretum = — sulfuratum; Hypochloris =

— hypochlorosum; Chloruretum = — hydrochloricum etc.
Namen solcher Salze sind z. B.:

Chloruretum hydrargyricum = Hydr. bichlorat.,
Chloruretum calcicum = Cal. chloratum,
Hypochloris calcicus = Calcar. chlorata etc.

In allen Fällen, in denen man über die Übersetzung eines französischen Wortes unterrichtet sein will, schlage man hinten im Vokabularium nach, das über alle gebräuchlichen Ausdrücke der französischen Apotheke Auskunft geben soll. Eine Anweisung zur Handhabung des Vokabulariums ist diesem vorgedruckt.

Über die Aussprache französischer Wörter lasse man sich von einem Sprachkundigen Auskunft geben.

B. Das französische Rezept.

Wie schon im voraufgehenden Abschnitte erwähnt wurde, bedient sich der französische Arzt seiner Muttersprache beim Niederschreiben der Rezeptformel. Ehemals war auch in Frankreich das Ordinieren in lateinischer Sprache üblich, jetzt aber dürfte man wohl kaum mehr einen französischen Arzt finden, der seine Rezepte in lateinischer Sprache formuliert.

Die Reihenfolge auf einem französischen Rezepte ist in der Regel folgende:

Am Kopfe des Rezeptes steht der Name des Patienten. Dem Namen folgt eine häufig lange und hinreichend deutlich geschriebene Gebrauchsanweisung (le mode d'emploi, l'instruction f.). Der Franzose liebt eine detaillierte Anweisung und befolgt die Details meist gewissenhaft. Man schreibt diese Anweisung, wenn sie lang ist, abgekürzt der Etikette des Arzneigefäßes auf: der Patient pflegt die Anweisung des Arztes vom Rezepte selbst abzulesen.

Alsdann folgt die Rezeptformel, die entweder frei oder durch das Zeichen „4" eingeleitet wird, einem verkümmerten Rp., zu lesen: „prenez!".

Ortsangabe, Datum und Name des Arztes vervollständigen das Rezept, das ungefähr folgendes Aussehen hat:

Mme de Nerville.

À prendre une pointe de couteau 3 fois par jour $^1/_2$ h^{re} avant les principaux repas dans $^1/_3$ verre d'eau tiède de la poudre suivante:

℞

  Bicarbonate de soude 13 gr.

  Rac. de Rhubarbe   5 gr.

  Poudre d'opium 0 gr. 50 ctgr.

    F. s. a. une poudre.

Lyon le 9. XII. 01.

     Dr Vautier.

Die angegebene Reihenfolge ist die in Frankreich bevorzugte; davon abweichend findet man auf Rezepten französischer Ärzte nicht selten die bei uns übliche Reihenfolge, die ist: erst die Rezeptformel, dann die Gebrauchsanweisung, dann Name des Patienten.

Die bei uns unumgänglichen Einleitungsbuchstaben, wie Rp., M. D. S. (misce, da, signa!) ꝛc. wird man allerdings auch auf solchen, in unserem Sinne regelrecht geschriebenen Ordinationen meist vermissen. Das Schema einer solchen würde folgendes sein:

Mélange avec:

Sirop de Codéine

— — Tolu

— d'écorces d'oranges amères

āā   30 gr.

Eau de Camomilles   40 gr.

Prendre une cuillerée à café

de 2 à 3 fois par jour.

Mr Bonzier.

Nice le 15. I. 02.

Dr Ribiet.

Eine Anzahl französischer Ärzte hat die Gepflogenheit, dem Patienten ein Rezeptformular in Form eines Briefbogens zu geben, auf dessen einem Teile mit dem Namen des Patienten die detaillierte Gebrauchsanweisung steht, während der zweite, ablösbare Teil das eigentliche Rezept trägt. Nur dieser zweite Teil wird dem Apotheker zugetragen. Zur Erkennung

ist jeder Formel eine kurze Bezeichnung der Arznei voran=
geschrieben, z. B.:

I^e Potion avec:

2⟂ ⎡ Jodure de potasse   15 gr.

   ⎨ Eau distillée   300 gr.

   ⎣ Laudanum de Sydenham 0 gr. 10 centigr.

♯

IIe Solution pour injections hypoderm. avec:

2⟂ Chlorhydrate de morphine   0,20 centigr.

    Eau de laurier-cerise ⎤
                            ⎬   āā   10 gr.
    Eau distillée bouillie ⎦

Menton le 17. I. 02.

                              Dr Amour.

Auf französischen Rezepten häufig anzutreffende Abkür=
zungen (les abréviatifs) sind: das uns schon bekannte Zeichen
2⟂ für Recipe, zu lesen „Prenez!"; ferner das gleichbedeutende
P. oder auch wohl R.   Der Formel nachgesetzt sieht man oft
die Buchstaben: F. s. a., welche „Faites selon l'art" oder
„Faites suivant art" zu lesen sind.   Der „instruction" ist
häufig ein T. vorgeschrieben, welches die Abkürzung für „Tran-
scrivez" ist.

Weitere Abkürzungen auf Rezepten sind:

āā	=	ana; zu lesen: de chaque oder même quantité,
Div.	=	divide; zu lesen: divisez,
D.	=	donnez,
F.	=	Faites,
Diss.	=	Dissolvez,
Filtr.	=	Filtrez,
M.	=	mêlez,
F P.	=	Faites une potion,
G.	=	Granule,
n°	=	numéro,
P. E.	=	parties égales,
Pil.	=	pilule,
P. oder Pot.	=	potion,
Qu. S.	=	quantité suffisante,
Qu. V.	=	quantité que vous voudrez,
Solv.	=	Solve; zu lesen: Faites dissoudre.
S. a.	=	selon avis.
Us. ext.	=	pour l'usage externe.

Auch die bei uns gebräuchlichen Abkürzungen lateinischer Wörter wie Det. = detur; t. d. = tales doses; dig. = digeratur = Faites digérer; S. = signetur = étiquettez etc., sind auf manchen französischen Rezepten wiederzufinden.

Um die französische Verschreibweise zu erläutern, lasse ich einige weitere Rezeptformeln und diesen einige Gebrauchsanweisungen folgen.

Mme André.

À prendre avant les principaux repas:

℞ Salicylate de bismuth
Carbonate de magnésie | āā 0 gr. 20
Salol

Pour un cachet; d. 20 semblables.

℞ Extr. thébaique   0 gr. 10
   Musc   1 gr.
   Oxyde de zinc   1 gr.

M. et d. en dix paquets (b. h. Mêlez et donnez en dix
paqu. = M. f. plv. divide in p. aequ. decem).

℞ ⎰ Poudre de seigle ergoté   3 gr.
   ⎱   —   de digitale   0 gr. 15 centigr.

En dix paquets (= divide in p. aequ. X).

℞ Citrate de Cofféine   1 gr. 20 cntigr.
Pour 12 poudres (divide in p. aequ. XII).

℞ Sulfate de Quinine   0 gr. 20
   Acide lactique   Qu. s.
       Pour une pilule d. t. d. VIII.

℞ Extr. de Ratanhia   1 gr.
   Conserve de roses   1 gr.
   Pour 10 pilules (= divide in pil. X).

℞ Bromhydrate de Quinine   5
   Poudre récente de Digitale   0,5
          F. s. a. 50 pilules.

Potion contre les vomissements avec:
   Menthol   0 gr. 60
   Eau chloroformée   90 gr.
   Sirop d'opium   30 gr.
   Alcool   2 gr.
            F. P.

℞ Poivre cubèbe pulverisé 12 gr.
Sirop simple 240 gr.

M. s. a. T. Selon avis.

P. Decoction d'écorce de chêne 400 gr.
Teinture de cachou 15 gr.
Alun 8 gr.
Sulfate de zinc 4 gr.
Eau qu. s. p. f. $^{1}/_{2}$ litre.
Diss. M.
P. injections.

(Zu lesen: De l'eau quantité suffisante pour faire un demi-litre; dissolvez, mêlez; étiquettez: Pour injections.)

℞ Chlorhydrate de Cocaine 0 gr. 01
— de Morphine 0 gr. 01
Beurre de Cacao 3 gr.

P. un suppositoire; 6 semblables.

Die verschiedenartige Benennung der einzelnen Ingredienzien einer Arznei mag folgende Formel erläutern:

Eau de Menthe poivrée 100 gr.
Teinture éthérée de fougère mâle 8 gr.
Huile de ricin 10 gr.
Gomme arabique 10 gr.
Sirop d'éther 30 gr.

F. s. a. émulsion.

„La base", d. h. die wirksame Substanz ist in dieser
Formel Tinct. filicis mar. aether.; zur Unterstützung ihrer
Wirksamkeit dient Ol. Ricini; man nennt dieses Ingredienz
l'adjutant oder l'auxiliaire. „Le correctif" dient zur Ver-
besserung des Geschmackes: es ist dies der Sirup. Aetheris.
„L'excipient" oder „le véhicule" nennt man den Träger der

Arznei, welcher ihre Form bestimmt, z. B. Aqua, Saccharum, Vaseline; in unserem Falle Aqua Menth pip. Gummi arab. endlich, die bindende Substanz, wird „l'intermède" genannt.

Die Arzneiformen sind in der französischen Pharmazie mannigfaltige. Wie bei uns verordnet der Arzt Pillen = les pilules f.; les émulsions f. = Emulsiones; les espèces f. = Species; les électuaires m. = Electuaria; les poudres f. = Pulveres; les pommades f. oder les onguents m. = Unguenta; les pulpes f. = Pulpae ꝛc. In die Zusammensetzung der Arznei treten ein: les teintures f. = Tincturae; les sirops m. = Sirupi; les extraits m. = Extracta ꝛc. Eine in Frankreich recht häufig vorkommende Arzneiform sind die „cachets" m., geschlossene Oblaten = chart. amylac. Viel gebräuchlicher, wie bei uns, sind Körnchen mit starkwirkenden Substanzen, wie Strychnin, Arsenik ꝛc., die granulae oder les granules f. der Franzosen.

Die Namen einiger weiterer Arzneiformen der französischen Apotheke seien im folgenden kurz erklärt:

L'apozème ist eine Arzneiform, die zwischen „tisane" und „Potion" steht; vom „tisane" oder „Decoct" unterscheidet es sich durch die größere Menge wirksamer Bestandteile, die in ihm enthalten ist, von der „Potion" durch seine Bereitung durch Infusion oder Maceration.

Le bain in pharmazeutischem Sinne ist eine Arzneimischung zur Bereitung eines Bades.

Le cataplasme besteht aus einer Mischung von einem Pulver mit einer Flüssigkeit, ist von der Konsistenz einer weichen Paste und dient zum äußerlichen Gebrauch.

Le caustique ist eine Arzneiform, dazu bestimmt, sehr kräftig auf die Haut einzuwirken. Man unterscheidet zwei Arten dieses Arzneimittels: das stärkere „Escharotique" und das schwächere „Cathérétique".

Le collutoire ist eine Flüssigkeit, zur Behandlung von Mundhöhle und Zahnfleisch bestimmt.

Le collyre ist ein Augenwasser oder -pulver.

Les conserves sind Mischungen von Zucker mit vegetabilischer Substanz; Salbenkonsistenz.

L'élixir ist meist eine Tinkturenmischung mit Sirupen.

L'emplâtre ist das ungestrichene Pflaster.

La fomentation ist eine Flüssigkeit, die dem Körper warm aufgelegt wird.

La fumigation = Räucherung.

La friction = die Einreibung.

Le gargarisme ist unser Gurgelwasser.

La lotion ist eine Flüssigkeit, die zu Hautwaschungen dient.

Le julep ist eine mucilagohaltige „potion".

La mixture ist eine kräftige Arznei, dazu bestimmt, tropfenweise eingenommen zu werden.

La potion ist eine flüssige Arzneimischung für innerlichen Gebrauch.

Ist Kermes minerale oder Moschus zu einer „potion" verschrieben so sind die Substanzen erst mit wenig Zucker anzureiben.

Les saccharures sind trockene Zuckermischungen mit medizinischen Stoffen.

Le soluté = Solutio.

Le sparadrap ist das gestrichene Pflaster.

Le suppositoire, unser Suppositorium, soll laut Kodex im Durchschnitt 4 g oder, wenn für Kinder, 2 g wiegen.

La Tisane ist eine wässerige Infusion einer Droge. im Verhältnis (5—)10(—20 g) : 1 Liter, dazu bestimmt, vom Patienten längere Zeit getrunken zu werden.

„Tisane de gomme" ist ein kalt bereiteter „tisane", eine Lösung von 20 g Gummi arab. in 1 Liter Wasser.

Le vésicatoire = Empl. Cantharid. ext. wird mit Wachstaffetas überdeckt appliziert.

Eine häufig verordnete Arznei ist „Looch blanc", unsere Emuls. Amygdal., zu der man eine Vorschrift in dem „Kodex" überschriebenen Teile dieses Buches findet.

Zu beachten ist ferner, daß Potio Riveri nicht saturiert in einer Flasche abgegeben wird; man mischt vielmehr Alkali und Säure mit je einem Sirup und gibt dieselben getrennt, also in zwei Flaschen ab. Der Patient mischt dann zu Hause entweder je einen Löffel aus beiden Flaschen in einem Glase

mit etwas Wasser, oder er nimmt einen Löffel nach dem anderen ein und läßt die Flüssigkeiten im Magen sich sättigen.

Wir kommen nun zu jenem Teile des französischen Rezeptes, der dem Anfänger einige Schwierigkeiten bereitet: es
ist das die

Signatur.

Auf alle Einzelheiten und Möglichkeiten der Signatur
eines französischen Rezeptes einzugehen, halte ich für unan-
gebracht; es würde dadurch eine Anzahl Seiten ausgefüllt
werden, deren Raum nützlicher verwendet werden kann. Ich
beschränke mich darum darauf, einige wenige, aber häufig
wiederkehrende Signaturen anzugeben. Der Kollege wird diese
Einzelheiten in der Praxis bald mühelos lernen, zumal da die
Schrift vieler französischer Ärzte relativ deutlich ist, daher bei
weniger Übung schon entziffert werden kann.

A prendre par cuillerée se- lon avis.	Nach Bericht löffelweise ein- zunehmen.
Toutes les deux heures une cuillerée à bouche (= à soupe, = à potage) dans du lait.	Zweistündlich einen Eßlöffel voll in Milch.
Une à 2 à 3 fois par jour une cuillerée à café (= à thé) dans un demi verre d'eau tiède.	1—2—3mal am Tage einen Kaffeelöffel voll in ¹/₂ Glase warmem Wasser.
Une cuillerée à dessert (= à entremets) avant, après les repas, au milieu des repas dans un peu d'eau.	Einen Dessertlöffel voll vor, nach dem Essen, während der Mahlzeiten in ein wenig Wasser.
Deux à trois cachets par jour.	2 bis 3 Oblaten im Tage.
Cinq gouttes au commence- ment des repas sur un morceau de sucre.	Fünf Tropfen zu Anfang des Essens auf einem Stück Zucker.

Une pointe de couteau dans un verre d'eau chaude pour gargarismes; à gargariser toutes les heures un verre complet.

Eine Messerspitze voll in einem Glase warmen Wassers zum Gurgelwasser; alle Stunden ein ganzes Glas zu gurgeln.

Une poudre (= un paquet) le matin à jeun dans une tasse de thé de camomilles.

Ein Pulver morgens nüchtern in einer Tasse Kamillentee.

Faire infuser dans un litre d'eau bouillante.

Mit 1 Liter kochendem Wasser zu übergießen.

Pour faire des frictions pendant 10 minutes.

10 Minuten lang einzureiben.

Pour instiller deux gouttes dans l'oiel gauche le soir en se couchant.

Abends vorm Schlafengehen zwei Tropfen ins linke Auge zu tröpfeln.

Pour applications à l'oreille.

Zur Ohrbehandlung.

Deux cuillerées à café pour $1/2$ litre d'infusion de tilleul à respirer.

Zwei Kaffeelöffel voll auf $1/2$ Liter Lindenblütentee zum Einatmen.

Faire dissoudre un paquet dans 1 litre d'eau à faire des lavages.

Ein Pulver in 1 Liter Wasser aufzulösen zu Waschungen.

Pour compresses en ajoutant autant d'eau.

Zu Kompressen! ein gleiches Teil Wasser ist zuzufügen.

À prendre en une seule fois.

Auf einmal zu nehmen.

À prendre dans les 24 heures.

In 24 Stunden zu nehmen.

2*

Deux à quatre pilules par jour.	2—4 Pillen pro Tag.
Pour badigeonner les gencives.	Zu Pinselungen des Zahnfleisches.
Pour onctions.	Zu Salbungen.
Pour l'usage externe.	Zum äußerlichen Gebrauch.
Pour saupoudrer.	Aufzupudern!
Pour introduire dans le nez matin et soir.	Morgens und abends in die Nase einzuführen.
Pommade pour le bord des paupières.	Salbe für den Rand der Augendeckel.

Es sei hier die Bemerkung angeschlossen, daß in ganz Frankreich der Teelöffel voll (la cuillerée à café, thé) als 5 g zählt, der Dessertlöffel (la cuillerée à dessert) = 10 g und der Eßlöffel (la cuillerée à soupe) = 15 g.

Der Etikette einer Arznei wird als erstes, wie bei uns, der Name des Patienten aufgeschrieben, und zwar der Hausname mit vorangehendem monsieur, madame, mademoiselle, enfant. Der Arzt kürzt diese Wörter meist ab; von seiten des Apothekers aber gilt es als höflicher, diese Wörter auf der Signatur auszuschreiben. Man kann dieses um so eher, als Titel dem Namen der Person nach französischem Brauche nicht beigefügt werden. Eine Ausnahme von dieser Regel bilden Adelsprädikate und der Dr.-Titel des Arztes, den man im mündlichen wie im schriftlichen Verkehr stets nennt. Es ist dies aber nur der Dr.-Titel des Arztes, nicht der der übrigen Fakultäten.

Man vergesse nicht, dem Datum das nach französischem Sprachgebrauche notwendige „le" vorauszusetzen.

Die zu flüssigen Arzneien verordnete Wassermenge wird vielerorts nicht gewogen, man füllt vielmehr die Flaschen bis zum Halse auf.

Ist eine Mixtur vor dem Gebrauche umzuschütteln, so klebt

man ihr eine Etikette auf, welche die Worte trägt „Agitez la bouteille!" oder „Avoir soin d'agiter la bouteille au moment de s'en servir!"

Ist eine Arznei zum äußerlichen Gebrauche bestimmt, so hat man ihr nach französischer Gesetzesvorschrift außer der gewöhnlichen Etikette noch eine kleinere Etikette aufzukleben, welche rot ist und die Worte trägt: „Médicament pour l'usage externe."

Eckige Arzneiflaschen kennt man in Frankreich nicht, die gebräuchlichsten Flaschenformen sind platt und oval.

Bei der Repetition der Arzneien werden dem Publikum von seiten des französischen Apothekers keine Schwierigkeiten gemacht.

Das französische Publikum, zumal der besseren Kreise, ist sehr arzneibedürftig, akkordiert jedoch gerne vom Preise herunter. In der Art des Einnehmens ist der Franzose meist sehr penibel insofern, als man ihn häufig fragen hört: Muß man 15 oder 16 Tropfen nehmen? Nimmt man die Tropfen in $^1/_4$, $^1/_2$ oder $^1/_1$ Glase Wasser ein? Wie groß muß das Stück Zucker sein, auf dem man sie nimmt?

Um dem Patienten das Selbstlesen der ärztlichen Verordnung zu ermöglichen, ist es Sitte, das Rezept zurückzugeben, vorher aber hat man von demselben Kopie zu nehmen.

Die Anwendung der französischen Sprache auf Rezepten hat naturgemäß zur Folge, daß der Patient häufig über Art und Zusammensetzung seiner Arznei unterrichtet ist. Er bezeichnet seine Arznei, wenn er Repetition wünscht, nicht nach äußerlichen Merkmalen, sondern nach dem Namen des Hauptbestandteils. Ist ihm etwas auf dem Rezepte unverständlich, so läßt er sich das Unverstandene gerne vom Apotheker erklären; ist ihm ein Mittel fremd, so holt er sich beim Apotheker darüber Auskunft.

Auf das Einwickeln der Arznei ist besondere Sorgfalt zu verwenden. Der Franzose wünscht Flaschen, Schachteln rc. verschlossen in Papier und womöglich versiegelt zu erhalten. Beim Einhüllen der Arzneien weiß der französische Apotheker — wie wir z. B. beim Tektieren der Flaschen — manchen „truc" anzuwenden.

Die Preise in der französischen Rezeptur sind willkürlich. Eine staatliche Taxe existiert in Frankreich nicht. Die Preisstellung der Arzneien richtet sich nach der Person des Empfängers und den Preisen der Konkurrenz und ist in den verschiedenen Gegenden sehr verschieden. In Paris z. B., wo die Konkurrenz eine gewaltige ist, unterbietet man sich in manchen Sachen gegenseitig im Preise. Im Allgemeinen aber sind die Preise der Rezepte höhere als im Deutschen Reiche.

Auch in der Schweiz überläßt es der Staat dem Einzelapotheker, die Preise für Arzneien zu machen. So angenehm auch dieser Liberalismus von seiten des Staates ist, so manche Unzuträglichkeiten hat er; so z. B. bezahlt der Kunde für eine Mixtur in Apotheke I 1,80 Fr.; in Apotheke II zahlt er für die Repetition nur 1,50 Fr., und Apotheke III läßt ihn nur 1,20 Fr. zahlen. Um solchen Mißhelligkeiten in etwa entgegenzutreten, sind die Apotheker in den meisten Kantonen übereingekommen, Rezepte nach einer von ihnen selbst ausgearbeiteten Taxe zu taxieren.

Es war vorhin Rede von der französischen Sitte des Zurückgebens des Rezeptes: In der Schweiz herrscht die entgegengesetzte Sitte; die ärztliche Verordnung wird in der Apotheke zurückgehalten und nur auf ausdrücklichen Wunsch des Patienten zurückgegeben. Hier auch bedient sich der Arzt (der meist einige Semester auf deutschen Universitäten studiert hat) sehr häufig der lateinischen Sprache beim Niederschreiben der Rezeptformel.

In diesem und vielen anderen Fällen kann man von den pharmazeutischen Gebräuchen der französischen Schweiz sagen, daß dieselben zum Teil mit der französischen Praxis übereinstimmen, zum anderen Teile mit der deutschen. Die geographische Lage des Landes macht es erklärlich, daß sich in ihm Pharmazie und Therapie beider großen Länder begegnen, diesem Lande aus dem Schatze ihres Wissens und ihrer Erfahrung zu gleichen Teilen mitteilend.

C. Das Maß- und Gewichtssystem.

Frankreich, das Ursprungsland des Dezimalsystems, rechnet natürlicherweise nur nach diesem Systeme. Der Deutsche wird sich darum bald zurechtfinden.

Die Einheit des Maßsystems ist le mètre, der 100. Teil desselben ist le centimètre; ein Quadratzentimer ist = un centimètre carré, ein Kubikmeter = un mètre cube. Die Gewichte sind le milligramme, le centigramme, le gramme, le kilo. Le quintal ist der Zentner; un litre = ein Liter; une chopine = ein Schoppen. Wagen und Gewichte, für den Gebrauch der Apotheke geeicht, sind wie die unsrigen. Man bevorzugt jedoch anstatt unserer platten Gewichte die hohen, wie solche bei uns für analytische Zwecke gebräuchlich sind. Reiterwagen sind viel gebraucht.

Neben den Bezeichnungen nach dem Dezimalsystem hört man vom Publikum nicht selten die Gewichtsmenge von Handverkaufsartikel nach alten Bezeichnungen fordern. Häufig gehört wird das Wort: la livre, unser Pfund = 500 g und une once, eine Unze = 30 g. Auch Gewichtsbezeichnungen wie le gros = 3,8 g; le grain = 0,054 g; la scrupule = 1,3 g werden bisweilen gehört; seltener die Bezeichnungen la pinte = 0,931 l; la chopine = 0,466 l; la toise = 1,950 mètres; le pied = 32,5 cm; le pouce = 2,8 cm; la ligne = 0,2 cm.

Auf eines noch mache ich den Anfänger aufmerksam, weil darin schon mancher sich irrte, dem diese Schreibart französischer Ärzte nicht bekannt war. Der Arzt schreibt häufig 0,50 centigrammes, 0,10 centigrammes; er will damit nicht etwa, wie wir es lesen würden $\frac{1}{2}$, $\frac{1}{10}$ Zentigramm bezeichnen, sondern 50, 10 centigrammes. Korrekterweise also müßte er 0,50, 0,10 gramme schreiben; Arzt und Publikum ist aber derart an die andere Schreibweise gewöhnt, daß der Apotheker ihr Rechnung tragen muß.

D. Der französische Handverkauf.

Dank der eifrigen Reklame, die man für französische Spezialitäten macht, nimmt der Spezialitätenhandel im Handverkauf
der französischen Apotheke einen breiten Raum ein. Eine ganze
Anzahl französischer Apotheken ist im Grunde genommen nichts
anderes, als Verkaufsläden pharmazeutischer Spezialitäten. In
Hinblick auf eine so einfache Ausübung des Berufes möchte man
die vorzügliche Vor- und Ausbildung des französischen Apothekers I. Klasse als überflüssig bezeichnen, wenn ihm nicht
Gelegenheit geboten wäre, auf manchen Gebieten sein Wissen
zu verwerten. Es ist das vorzüglich auf dem Gebiete der
Analyse. Der Arzt schickt dem Apotheker nicht allein Harn zur
qualitativen und quantitativen Untersuchung, — auch Sputum,
Wein, Wasser, selbst die verschiedensten Sachen werden ihm
zugetragen, so daß ihm dadurch Gelegenheit gegeben ist, seine
Kenntnisse und Erfahrungen zu verwerten.

Die Bevorzugung der Spezialitäten in Frankreich geht so
weit, daß selbst Ärzte sich häufig das Ordinieren von Arzneien
dadurch erleichtern, daß sie den Namen einer Spezialität aufs
Formular setzen und nur die Gebrauchsanweisung, die der Fabrikant schon den Arzneien aufgedruckt hat, etwas modifizieren.

Die Preise der Spezialitäten sind nicht gänzlich feste.
Wohl hat der Fabrikant einen Maximalpreis festgesetzt und der
Etikette aufgedruckt, jedoch ist dieser Preis nicht bindend. Das
französische Publikum liebt es zu akkordieren und reüssiert darin
selbst beim Einkauf von Spezialitäten.

Im Handverkauf einer französischen Apotheke nehmen
fernerhin die Mineralwässer einen wesentlichen Platz ein. Die
Mehrzahl der besser situierten Franzosen trinkt zu Tisch irgend
ein Mineralwasser, sei es unvermischt, sei es vermischt mit
Wein.

Dem Deutschen wird fernerhin die Fülle der Kautschukartikel auffallen, von denen der französische Apotheker ein reiches
Lager halten muß. Daneben findet man Parfüms und Seifen
der verschiedensten Art, Kinderflaschen verschiedener Systeme,
Artikel der Krankenpflege aller Art, Puder und Puderquaste,

Zahnbürsten, Nagelbürsten, Zahnstocher, Klystierspritzen Injektionsapparate verschiedener Art und eine Menge Artikel, die der deutsche Apotheker kaum kennt. Nährmittel für Kinder sind beliebte Handverkaufsartikel der französischen Apotheke, Limonaden und Selterswässer meist in ihnen zu finden.

Die Preise der Handverkaufsartikel, wie auch die der Spezialitäten und Rezepte sind nicht billige, meist sind sie um ein beträchtliches höher, als die Preise der deutschen Apotheke. In Paris allerdings sind die Preise weniger hoch, weil dort die große Konkurrenz herabdrückend auf den Preis wirkt.

Auf die Einzelheiten des französischen Handverkaufs will ich nicht näher eingehen; diese lernen sich in der Praxis leicht und mühelos. Als Hilfsmittel zur Verständigung mit dem Publikum diene das angefügte Vokabularium und die Sammlung von Phrasen und Gesprächen.

Nur auf eines sei der Deutsche aufmerksam gemacht: er gebrauche die Anreden „monsieur“, „madame“ nach jedem „oui“ oder „non“ und häufig auch am Ende kurzer Sätze. Im Deutschen ist dies nicht Sitte, und darum fehlt der Deutsche oft gegen diese für den Franzosen elementare Regel der Höflichkeit. Der Franzose ist sehr höflich, verlangt aber auch Gegenhöflichkeit. Hierhin gehört auch die Anrede, die man jungen Damen gegenüber gebraucht! Dieselbe ist nicht etwa „mademoiselle“ — unserm gnädigen Fräulein entsprechend —, sondern für alle erwachsenen Damen der besseren Stände, einerlei ob verheiratet oder nicht, madame! Anders allerdings, wenn man die unverheirateten Damen persönlich kennt; alsdann redet man sie als mademoiselle an; so lange man aber zweifelhaft ist, ob die Dame verheiratet ist oder nicht, gebe man der Anrede „madame“ den Vorzug.

E. Das Münzwesen.

Besondere Aufmerksamkeit im kaufmännischen Leben Frankreichs und der Schweiz erfordert das Münzsystem. Das System beider Länder ist das gleiche. Die Münzen des einen Landes haben im anderen Kurs mit Ausnahme der Scheidemünzen (und selbst diese haben in den Grenzdistrikten freien Kurs).

Frankreich und die Schweiz gehören mit den Staaten Italien, Griechenland und Belgien der „lateinischen Münzkonvention" an. Freien Kurs haben in allen genannten Staaten 20, 10 und 5 Fr.=Stücke aller Jahreszahlen und aller genannten Staaten. Außerdem haben noch gesetzlichen Kurs in Frankreich und der Schweiz:

1. Französische 2 und 1 Fr.=Stücke seit 1866.
   Französische 1/2 Fr.=Stücke seit 1864.
2. Schweizerische 2, 1 und 1/2 Fr.=Stücke seit 1874.
3. Belgische Silbermünzen mit dem Bilde Leopold II.
4. Griechische Silbermünzen mit dem Bilde Georg I.

Keinen Kurs haben, außer in Italien selbst, italienische Münzen von 2, 1 und 1/2 Fr. Der Anfänger gebe auf diese besonders acht, weil man gerade diese Münzen häufiger zu Gesicht bekommt. Ebenso achte er auf die Jahreszahl der 2, 1 und 1/2 Fr.=Stücke der vorgenannten Länder.

F. Die Gesetzgebung.

1. In Frankreich.

Legt man das Buch der pharmazeutischen Gesetze Preußens neben das Heftchen: „Les lois et règlements concernant l'exercice de la Pharmacie!" Frankreichs, so fragt man sich; warum in dem einen der gewaltigen Kulturstaaten eine große Maschine nötig ist und im anderen nicht minder gewaltigen ein kleiner, einfacher Mechanismus genügt? Warum in einem

Lande ein großer Apparat von Gesetzen, der noch ergänzt wird durch Supplementgesetze, denen man durch Extrabestimmungen noch besondere „Vollkommenheit" gibt? von den Extrabestim= mungen macht man dann Ausnahmen für gewisse Fälle, denen sich eine Serie von Modifikationen der Supplementgesetze an= schließen, die wiederum eine Abänderung einiger Sätze des ersten Gesetzes nach sich ziehen!? warum, fragt man sich, diese große Zahl gesetzlicher Bestimmungen im einen und eine einfache Gesetzgebung im anderen Lande?

In folgenden Zeilen sollen einige der wichtigsten Bestim= mungen aus den französischen Apothekengesetzen kurze Erwähnung finden.

Ein wesentlicher Teil dieser Gesetze befaßt sich mit der Ausbildung der Apotheker I. und II. Klasse; einige Notizen darüber wird man im folgenden Abschnitt (G.) finden.

Ein weiterer Teil dieser Gesetze handelt von der Abgabe von Giften durch Drogisten und Apotheker.

Gifte, die zum medizinischen Gebrauche bestimmt sind — hierher gehören auch die Separanda — dürfen nur durch den Apotheker und durch diesen nur auf ärztliches Rezept hin abgegeben werden. Jedes solche Rezept muß datiert, signiert sein und in deutlicher Weise Dosis und Gebrauchsanweisung der giftigen Substanz enthalten. Der Apotheker hat die Ver= pflichtung, jedes solche Rezept zu kopieren. Diese Kopien, ebenso wie auch das Giftbuch, sind 20 Jahre aufzuheben.

Als Gifte gelten unsere „Venena" und im großen und ganzen auch unsere „Separanda".

Für technische Zwecke darf der Apotheker Gifte nur an ihm bekannte, ortsangesessene Personen abgeben, und hat den Namen der Person ꝛc. sofort ins Giftbuch einzutragen.

Arsenik darf nur in Mischungen abgegeben werden (für technische Zwecke) und zwar in Mischungen, deren Formeln vom Staate festgelegt sind.

Arsenik darf nicht abgegeben werden (auch seine Mischungen nicht!), wenn es zur Vertilgung von Insekten, zum Vergiften von Getreide oder zum Einbalsamieren menschlicher Körper dienen soll; darf aber abgegeben werden zur Vertilgung schäd= licher Tiere und für naturwissenschaftliche Zwecke.

Erwähnt sei noch, daß der Apotheker auf das Rezept einer diplomierten Hebamme hin abgeben darf: Secale cornutum, Sublimatpastillen (mit 0,25 Sublimat) und 1 % Sublimat=salbe.

Sechseckige Gläser kennt man in Frankreich nicht. Dafür aber schreibt das Gesetz vor, jedem Gefäße, dessen Inhalt für äußerlichen Gebrauch bestimmt ist, außer der Etikette mit der Gebrauchsanweisung noch eine zweite rote Etikette aufzu=kleben, welche die Worte trägt „Médicament pour l'usage externe!"

Bisher ist der Import von Arzneien nach Frankreich nur für jene Mittel gestattet, deren Formeln im Kodex aufge=führt sind.

2. In der Schweiz.

In der Schweiz, einer Konföderation von 22 Kantonen, ist die Regelung des Medizinalwesens jedem Einzelkanton über=lassen. Die Pharmakopöe ist zwar einheitlich, doch auch an diese bindet sich einer der Kantone nicht.

Die Gesetze über die Abgabe von Giften sind in den ver=schiedenen Kantonen verschieden. Die gesetzlichen Bestimmungen der einzelnen Kantone hier aufzuführen, würde zu weit führen; nur von denen eines Kantons möchte ich hier die wichtigsten Abweichungen von unseren Gesetzen kurz anführen, nämlich die des Kantons Waadt, als des von Deutschen wohl meist besuchten Kantons der Schweiz.

Die gesetzlichen Bestimmungen des Kantons Genf, der von Deutschen ebenfalls viel besucht ist, sind weniger scharfe. Zudem richtet man sich in Genf vielfach nach französischen Bräuchen, so daß ich wohl davon absehen darf, die pharmazeutischen Ge=setze dieses Kantons hier zu erwähnen.

Einige Bestimmungen aus den Apothekengesetzen des Kantons Waadt:

Ausländer können die Erlaubnis erhalten, in den Apotheken der Waadt zu praktizieren; diese Erlaubnis wird jedesmal auf ein Jahr gegeben und kostet Gebühren.

Ist die Maximaldosis eines Rezeptes überschritten, so muß

der Arzt die Dosis in vollen Buchstaben schreiben und unter-
streichen. Ist diese Vorschrift nicht befolgt und der Arzt vor
Anfertigung des Rezeptes nicht zu erreichen, so hat der Apotheker die Dosis zu reduzieren nach folgender Tabelle:

für Erwachsene von 20—60 Jahren auf die Maximaldosis der
Ph. Helvetica,

„	Kinder von	14—20	Jahren auf	$^1/_2$	der Maximaldosis ꝛc.			
„	„	„	7—14	„	„	$^1/_3$	„	„	„
„	„	„	4—7	„	„	$^1/_4$	„	„	„
„	„	„	3—4	„	„	$^1/_6$	„	„	„
„	„	„	2—3	„	„	$^1/_8$	„	„	„
„	„	„	1—2	„	„	$^1/_{15}$	„	„	„
„	„	unter 1 Jahre		„	„	$^1/_{16}$	„	„	„

Das Rezept gehört dem Patienten (wird aber in der
Regel vom Apotheker zurückgehalten). Der Apotheker muß Rezept oder Kopie 5 Jahre lang aufheben. Wünscht der Patient
das Rezept zurück, so hat der Apotheker Stempel und Datum
dem Rezepte aufzusetzen und Kopie zu nehmen (Preisangabe
auf dem Rezepte unnöthig!).

Alle Rezepte dürfen repetiert werden außer jenen, deren
Maximaldosis überschritten ist, und fernerhin jenen, die Schlaf-
und Schmerzmittel enthalten.

Für die verkauften Spezialitäten trägt der verkaufende
Apotheker die Verantwortung.

Aus der Reihe unserer Separanden darf der Apotheker
auch ohne ärztliches Rezept abgeben: Aqu. lauroceras. bis zu
10 g, Chloroform bis zu 5 g, Kreosot p. us. ext., Tct. Opii
crocat. bis zu 5 g, Tct. Aconit. herb. bis 5 g. Jodpräparate,
Rad. Ipecacuanhae in Pulvermischungen (Pulv. Doweri). Karbol-
säure, Salicylate und Bromsalze können mit Vorsicht abgegeben
werden.

Sublimatpastillen ohne ärztliches Rezept dürfen nur an
Hebammen abgegeben werden (Pastillen mit 0,5 g Sublimat).
Santoninzubereitungen können (ohne Kalomel!) ans Publikum
abgegeben werden bis zu 0,5 g Gesamtmenge des Santonins.

Der Beibringung eines Giftscheines der Behörde bedarf es für die Abgabe von unvermischtem: Arsenik, Strychnin, Phosphor, Schweinfurter Grün und einigen anderen. Die Menge des verkauften Giftes 2c. ist ins Giftbuch einzutragen.

G. Die französische und die schweizerische Apotheke und ihr Personal.

Beginnen wir mit dem schweizerischen Apotheker, als demjenigen, den der junge Deutsche zuerst kennen lernt!

Der schweizerische Apotheker neuerer Schule tritt, mit dem Abiturientenzeugnis ausgerüstet, in eine Apotheke als Lehrling ein. Hier macht er eine dreijährige Lehrzeit durch, legt dann ein Examen ab und ist darauf ein Jahr lang Gehilfe. Nach viersemestrigem Studium auf einer Universität macht er sein pharmazeutisches Staatsexamen, dem dann meist sofortiger Ankauf einer der (meist sehr billigen) Apotheken folgt, oder — da Gewerbefreiheit im Lande — Neugründung einer Apotheke. Die Leichtigkeit, mit der der schweizerische Apotheker sich eine Selbständigkeit gründen kann, bedingt, im Vereine mit einem geringen Zuzug junger Leute zum Fache, einen Mangel an Hilfspersonal in den Apotheken (besonders der französischen Schweiz). Deutsche Hilfskräfte sind darum gesucht.

Die Bedingungen, unter denen deutsche Herren in der französischen Schweiz Stellung finden, sind sehr verschiedene. Solchen, die die Sprache erst erlernen wollen, zahlt man nicht viel, gibt ihnen aber allerwenigstens Kost und Wohnung oder eine entsprechende Vergütung. Die Bezahlung der Herren, die die französische Sprache sprechen, ist eine gute, bisweilen sogar eine sehr gute, wenn man in Betracht zieht, daß die Verhältnisse des Landes billige sind. Man findet recht gute Pensionen (drei Mahlzeiten im Tage inkl. Wein) schon für 60—70 Fr. monatlich. Zum Mittag-, wie auch zum Abendessen wird meist je eine Stunde freier Zeit gewährt. Der Dienst in den meisten

Apotheken ist ein bequemer; größere Geschäfte existieren nur
wenige. An freier Zeit hat der Fachgenosse dort ebenso viel wie
in einer deutschen Apotheke. Besondere Wünsche in dieser Hin-
sicht berücksichtigt der schweizer Apotheker meist, wenn sie das
Maß nicht überschreiten und nach anderer Seite hin kompensiert
werden. Der Nachtdienst ist in den meisten Apotheken gering
und wird in manchen derselben vom Chef allein besorgt, so
daß also der Gehilfe mit Geschäftsschluß frei ist. Der Sonn-
tagsdienst ist geringer als bei uns, weil meist nur je eine
Apotheke einer Stadt oder eines Quartiers den ganzen Sonn-
tag über geöffnet bleibt. Im großen und ganzen also sind für
die Kollegen die Verhältnisse der Schweiz recht angenehme —
und sollte man „es mal schlecht treffen", so wiegt das im Aus-
lande Gelernte die Unannehmlichkeiten einer (übrigens leicht zu
wechselnden) Stellung reichlich auf.

Die Einrichtung der Apotheken ist im wesentlichen dieselbe
der deutschen Apotheke. Die Signatur der Standgefäße ist
meist die lateinische. Dem Deutschen wird aber sofort auffallen die Ausstellung selbstgemachter und bezogener Spezialitäten auf den Tischen und in den Schränken der Offizin. In
den Schaufenstern bemerkt man entweder große Vasen, mit
schön grün oder rot gefärbten Flüssigkeiten gefüllt oder auch
nicht selten eine Ausstellung von Handverkaufsartikeln und
Utensilien zur Krankenpflege.

Die Ergänzung der Defekte der Apotheken erfolgt durch
eines der verhältnismäßig zahlreichen Drogen- oder Spezialitäten-
häuser der Schweiz oder auch durch Bezug von deutschen Firmen.

Die einzige Fachzeitung des Landes ist die „Schweizerische
Wochenschrift für Chemie und Pharmazie", welche einmal
wöchentlich im Verlage von Orell Füßli in Zürich erscheint.
Neben dieser wird in der Schweiz die „Pharmazeutische
Zeitung" viel gelesen.

Nun noch einige Worte über die französische Apotheke und ihr Personal.

Der äußere Anblick einer französischen „Pharmazie" ist
ungefähr derselbe eines Geschäftes der französischen Schweiz

große Vasen mit Kupfer- oder Eisenvitriollösung im Schau-
fenster, Ausstellung von Spezialitäten im Innern. Die lateinische Schrift ist aus vielen französischen Apotheken gänzlich
verschwunden; die Namen auf den Standgefäßen in Apotheke,
Keller und Materialkammer sind französische.

Die Leiter französischer Apotheken sind nach Art ihrer
Vorbildung in zwei Klassen eingeteilt: die älteren Apotheker gehören z. T. noch der II. Klasse an, während die überwiegende Mehrzahl der jüngeren französischen Besitzer Apotheker I. Klasse sind.

Zum Eintritt in eine Pharmazie muß der junge Mann,
der das Diplom eines Apothekers I. Klasse erwerben will,
„bachelier ès sciences ou ès lettres" sein, d. h. sein Abitu-
rientenexamen vor der philosophischen Fakultät einer Universität
gemacht haben. Nach dreijähriger praktischer und theoretischer
Ausbildung in einer Apotheke (le stage) tritt er nach bestandenem Examen in eine Universität oder in eine „École supé-
rieure de pharmacie" zu sechssemestrigem Studium ein. Während seines Studiums wird er am Ende jeden Studienjahres
geprüft. Nach Ablauf des ersten Jahres prüft man ihn über
seine Kenntnisse in Physik, Chemie, Toxikologie und Pharmazie;
am Ende des zweiten Jahres über Botanik, Zoologie, Geologie
inkl. Mineralogie und Drogenkunde. Nach einem weiteren Jahre
examiniert man ihn über chemische Analyse, Mikroskopie ꝛc. und
erteilt ihm das Diplom eines „pharmacien de Ière classe".

Nach Bestehen dieses Examens bleibt es dem nunmehrigen
Apotheker I. Klasse unbenommen, entweder weiterzustudieren,
um „le diplôme supérieur" sich zu erwerben und auch „licencié
ès lettres ou ès sciences" zu werden (ein Grad, der unserem
„Dr." entspricht) und dann die akademische Karriere einzu-
schlagen — oder auch in die Praxis zurückzukehren.

Dieselbe sachliche Ausbildung und das Bestehen derselben
Examina wird gefordert von denen, welche Apotheker II. Klasse
werden wollen; auch sie müssen eine dreijährige „stage" durch-
machen. Die Vorbildung aber dieser „pharmaciens de
IIème classe" ist geringer; von ihnen wird ein nur fünfjähriger
Kursus einer höheren Schule (Gymnasium) verlangt.

Den Apothekern II. Klasse steht das Recht zu, eine Apotheke in der Provinz zu eröffnen, in der sie ihr Examen gemacht

haben, und zwar nur in dieser Provinz; zu den höheren aka=
demischen Graden werden sie nicht zugelassen; ebenso ist ihnen die
akademische Karriere verwehrt.   Die Zahl der Apotheker II. Klasse
in Frankreich wird übrigens von Jahr zu Jahr geringer, und
neuerdings werden Apotheker II. Klasse nicht mehr approbiert.

Für die Apotheker I. Klasse, die in Paris diplomiert wur=
den, herrscht Niederlassungsfreiheit über ganz Frankreich.   Von
diesem Rechte der Niederlassungsfreiheit machen die Apotheker
meistens sofort nach bestandenem Schlußexamen Gebrauch.   Ein
Weiterkonditionieren gibt es für sie nicht.   Ein gut vorgebildetes
Hilfspersonal kann es darum in Frankreich nicht geben.   Man
hilft sich damit, daß man minderwertiges Personal einstellt,
Hausburschen die technischen Fertigkeiten des Berufes bei=
bringt 2c.

Zur Ergänzung seiner Defekte hat der französische Apotheker
unter anderem die „Pharmacie centrale de France", aus der er
alles, was er für seinen Beruf wünscht, beziehen kann.   Das Mutter=
haus dieser „Pharmacie centrale" ist in Paris, Rue de Jouy;
Zweighäuser sind in Lyon, Marseille, Bordeaux und anderen
Großstädten Frankreichs.

An diese „Pharmacie centrale" wende sich auch der
deutsche Apotheker, wenn er irgend eine Sache, die in Deutsch=
land nicht zu haben ist, rasch wünscht: sei es eine Droge, ein
galenisches Präparat, eine Spezialität, seien es Utensilien oder
pharmazeutische Bücher oder Journale.

In seinem „Dorvault" besitzt der französische Apotheker
ein Hilfsbuch, das ihm Auskunft gibt über alle Fragen der
pharmazeutischen Praxis, und dessen Anschaffung den Fremden=
geschäften des Inlandes als Ergänzung zu vorliegendem Leit=
faden empfohlen werden kann.   Der volle Titel des Buches ist
„Dorvault, L'officine ou Répertoire général de Pharmacie
pratique"; es ist durch Buchhandlungen oder durch die „Pharmacie centrale", deren Gründer Dorvault ist, zu beziehen, und
kostet gut gebunden 21 Franken.

———

Zweiter Teil.

Die Pharmakopöen.

(Spezialitäten, Mineralwässer.)

———————

3*

I. Wichtiges aus dem Codex medicamentarius der französischen Pharmakopöe.

Der Codex zerfällt in vier Teile: der erste Teil enthält ein Verzeichnis der Rohdrogen; der zweite ist der pharmazeutischen Chemie gewidmet und enthält in alphabetischer Aufzählung, nach ihren französischen Namen geordnet, die Chemikalien. Der dritte Teil, in ebenderselben Ordnung, zählt die galenischen Präparate auf und der vierte die Arzneimittel der Veterinärpraxis. Dem Codex ist eine Gesetzessammlung pharmazeutischer Gesetze angehängt.

Im folgenden sollen einige der wichtigsten Vorschriften des Codex Erwähnung finden. Als Basis dient immer die Pharmacopoea Germanica; von ihr ausgehend, sind die wesentlichsten Abweichungen des Codex beleuchtet.

Die Chemikalien sind von ungefähr gleicher Güte verlangt, wie die des deutschen Arzneibuches; von der Aufzählung geringer Abweichungen wurde Abstand genommen.

In seiner ganzen Anlage legt der Codex mehr Wert darauf, Darstellungs- als Prüfungsvorschriften zu geben.

Als Kopfnamen in meiner Aufzählung wählte ich — wenn es sich ohne Zwang machen ließ — den lateinischen Namen des Medikamentes, und zwar möglichst den bei uns gebräuchlichsten. Nur in Ausnahmefällen — d. h. wenn der französische Name des Codex durch einen lateinischen nicht oder schwer zu ersetzen war — reihte ich das Mittel unter seinem französischen Namen ein, so z. B. die Pillen und Sirupe.

Die Veterinärpharmazie glaubte ich unerwähnt laffen zu dürfen, da ihre Mittel in Frembengeschäften wenig vorkommen. Die Formeln der Präparate konnten nur kurz angegeben werden, und zwar nur ihre Ingredienzien mit Gewichtsmenge; man stelle die Präparate dar, wie sie in Deutschland dargestellt würden. Zu beachten ist, daß die Formeln die Mittel des Codex angeben; so z. B. ist als „Acetum" nicht unser 6 %, sondern der 7—8 % Weinessig des Codex zu nehmen. Besonders wichtige Abweichungen von der Ph. germ. sind durch größeren Druck kenntlich gemacht.

A.

Acetum (Vinaigre).
7—8 %, aus Wein bereitet.

Acetum anglicum (Vinaigre anglais).
Acid. acet. glac. 100. Camph. 10. Ol. Cinnam. Caryoph. āā 0,2. Ol. Lavand. 0,1.

Acetum antisepticum (Vinaigre antiseptique).
Herb. Absinth. 30. — Menth. — Rosmar. — Rutae — Salv. Flor. Lavand. āā 15. Rhiz. Calam., Cort. Cinnam. Zeyl. Caryoph.,Fruct. Myrist., Bulb. Allii sativ. āā 2. Acid. acet. glac. 15. Camphor. 4. Aceti $(7^1/_2$ %) 1 kg.

Acetum aromaticum (Vinaigre aromatique).
Spirit. vulnerar. Cod. 125. Aceti 875 g.

Acetum camforatum (Vinaigre camphré).
Camfor. Acid. acet. glac. āā 25. Aceti 950.

Acetum carbolisatum (Vinaigre phéniqué).
Acid. carbol. cryst. 10. Acid. acet. cr. 50 % 200. Aqu. 790.

Acetum Colchici (Vinaigre de Colchique).
Bulb. colchic. recent. 200. Ac. acet. gl. 20. Aceti 980.

Acetum rosatum (Vinaigre rosat.).
Fol. Rosae 100. Ac. acetic. 20. Aceti 980.

Acetum Scillae (Vinaigre scillitique).
Bulb. Scill. 100. Acit. acet. cryst. 20. Aceti 980.

Acidum acetic. cryst. = 97 %.
Acidum acetic. (du commerce) = 50 %.
Acidum cyanhydric. offic. = 1 %.
Acidum hydrobromic. offic. = 10 %.
Acidum hydrochloric. offic. = 34,4 %.

Acidum nitric. offic. = 64 $^0/_0$.

Acidum phosphoric. offic. = 50 $^0/_0$.

Acidum sulfuric. (du commerce) = Acid. sulf. cr. Ph. G.

Acidum sulfuric. offic. = Acid. sulfur. pur. Ph. G.

Acidum sulfuric. dilut. = Acid. sulfur. dilut. 1 : 10.

Aether. Drei Sorten: ein ordinärer von 0,724 p. spec., ein
 reiner von p. spec. 0,720 und ein mit 30 $^0/_0$ Spiritus ver=
 mischter Äther von 0,758 p. spec. zur Bereitung von Tink=
 turen und Extrakten.

Aether acetic. p. spec. 0,915.

Aether bromat. p. spec. 1,473.

„Alcoolat" ist ein durch Destillation mit Alkohol gewonnener
 Auszug von Drogen.

Alcoolat de Garus.

 Aloë, Caryoph., Crocus āā 5. Myrrh. 2. Sem. Myrist. 10.
 Cort. Cinnam. Zeyl. 20. Spirit. 80 $^0/_0$ 5 kg. Aqua 1 kg.
 Nach der Maceration sind 4,5 kg abzudestillieren.

„Alcoolature" ist der Name für Tinkturen, die aus frischen
 Kräutern bereitet sind. Solche Alkoolaturen gibt es von:
 Herb. u. Fol. Aconit., Arnica, Fol. u. Rad. Belladonn., Fol.
 Conii, Flor. —, Bulb. Colchic., Fol. Digital., — Eucalypt.,
 — Hyoscyam., — Stramon., Fruct. Citri, Fruct. Aurant.
 und einigen anderen Drogen.

 Man zerkleinert die frischen Drogen, maceriert sie 10 Tage
 mit einem gleichen Teile Spiritus von 90 $^0/_0$ und preßt dann.

Aqua Aurant. flor.

 Aus 1 kg frischer Orangenblüten destilliert man 2 kg Wasser.

Aqua camforata.

 Camfor. 2. Aqua 1 kg; filtra.

Aqua carbolisata = 5 $^0/_0$.

Aqua Cinnamomi.

 Aus 1 kg Rinde destilliert man ohne Spiritus 4 kg Aqua.

Aqua Chamomillae.

 Aus 1 kg Blüten destilliert man 4 kg Aqua Chamomill.

Aqua Foeniculi.

 Aus 1 kg Früchten destilliert man 4 kg Aqua Foenicul.

Aqua Lactucae.

 Aus 1 kg frischen Herb. Lactuc. destilliert man 1 kg Aqua.

Aqua Laurocerasi zu unterscheiden von dem doppelt so starken Aqua Amygd. amar., wird durch Destillation aus frischen Lorbeerblättern ohne Zuhilfenahme von Spiritus gewonnen. Das offizinelle Präparat enthält 50 mg Chanwasserstoff .in 100 g Aqua.

Aqua Magnesiae (Eau magnesienne).

Frisch gefälltes Magnes. carbon. wird in Wasser eingetragen; dann leitet man 24 Stunden lang einen Kohlensäurestrom durch diese Flüssigkeit, filtriert und übersättigt mit Kohlensäure.

Aqua Menthae pip. (Eau de Menthe poivrée).

Aus 1 kg frischen Krautes gewinnt man ohne Alkohol 1 kg Aqua Menthae.

Aqua Picis.

Man mischt 5 g Teer (von Pinus Pinaster) innig mit 15 g Tannenholzsägemehl, setzt 1 kg Wasser zu, läßt 24 Stunden damit stehen und filtriert.

Aqua Plumbi (Eau blanche).

Liqu. Plumb. subacet. 2. Aqu. commun. 98.

Aqua Plumbi Goulardi.

Aqu. Plumb. mit 8 % Spirit. vulnerar.

Aqua regis, Königswasser (Eau royale).

Acid. nitric. offic. 8. Aqu. 2. Ac. muriat. off. 30.

Aqua Rosarum.

Aus 1 kg frischer, heller Rosenblätter destilliert man 1 kg Aqu. Rosar.

Aqua Sedlitz (Eau purgative de Sedlitz).

In einer Weinflasche voll kohlensauren Wassers werden 30 g Magnes. sulfuric. gelöst.

Aqua sedativa (Eau sédative).

Liqu. Ammon. caust. 60. Spir. camfor. 10. Natr. chlorat. 60. Aqu. 1 kg.

Geschüttelt in die Abgabeflasche zu geben!

Aqua Tiliae wie Aqua Cinnamomi.

Aqua vulneraria.

Fol. recent. Absinth. — Angelic. — Basilic. — Calaminth. — Foenic. — Hysopi — Majoran. — Melissae — Menth. pip. — Origan. — Rosmarin. — Rutae —

Saturejae — Salv. — Serpylli — Thymi Summit. re-
cent. Hyperici — Lavandul. āā 10. Spirit. 60 %, 450 g.
Man laffe 6 Tage macerieren und beftilliere 300 g ab.
Aqua vulneraria rubra.
Wird nach der vorangehenden Vorſchrift bereitet mit dem
Unterſchiede, daß man die Drogen mit 300 g 80 %, Spi-
rituß anfeßt, 10 Tage ſtehen läßt und dann abpreßt ohne
zu beftillieren.

B.

Balsamum Fioraventi.
Tereb. laric. 200. Elemi, Tacamahac., Succin., Styrac., Gal-
ban., Myrrh., Fruct. Lauri āā 40. Aloës, Rhiz. Galang. —
Zingib. — Zedoar. Cort. Cinnam. Zeyl., Fruct. Caryoph.,
Sem Myrist., Herb. Dictamni āā 20.   Spirituß (80 %)
1,2 kg. Sechß Tage zu macerieren und 1 kg abbeftillieren.
Balsamum tranquillans (Baume tranquille).
Fol. Belladonn. recent. — Hyosc. rec. — Solan. nigri
rec. — Nicotian. rec. — Papaver. rec. — Stramon.
rec. āā 200. Ol. Olivar. 5 kg Man erwärme bei mäßigem
Feuer, preſſe ab und füge zu: Ol. Absynth. — Hysopi
— Majoran. — Menth. — Rutae — Salviae — Ros-
marin. — Thymi āā 0,5 g.

C.

Calcium phosphoricum.
Der Codex hat drei Präparate aufgenommen:
1. Le phosphate monocalcique $Ca(H_2PO_4)_2$=primäreß
   (ſaureß) Calciumphoßphat. Phosphate acide de chaux.
2. Le phosphate bicalcique $CaHPO_4$, Calc. phosphoric. deß deutſchen Arzneibuches; Phosphate neutre
   de chaux.
3. Le phosphate tricalcique $Ca_3(PO_4)_2$; Phosphate
   basique de chaux; Sous-phosphate; Phosphate des
   os. = tertiäreß (baſiſches) Calciumphoßphat.
Das gebräuchlichſte ift auch in Frankreich das mittlere.
Cérat belladonné.
Cérat de Galien 9. Extr. Bellad. 1.

Cérat de Galien.
> Cer. alb. 1. Ol. Amygd. 4. Aqu. Rosae 3.

Cérat jaune.
> Cer. flav. 1. Ol. Amygd. 3,5. Aqu 2,5.

Cérat laudanisé.
> Tct. Opii croc. 1. Cérat de Galien 9.

Cérat simple.
> Cer. alb. 1. Ol. Amygd. 3.

Chininum sulfuricum.
> Der Codex hat aufgenommen: Le Sulfate de Quinine basique et le sulfate neutre. Ersteres ist unser Chinin. sulfuric., letzteres ist Chinin. sulfur. acid., ein leichtlösliches Präparat.

Conserve de Rose.
> Petal. Rosae plv. 1. Aqu. Rosae 2. Sacch. 6,5. Glycer. 0,5. Mischen!

Collodium elasticum.
> Collod. 15 g. Ol. ricin. 1.

Coton iodé. 8 g Jod. pulv. werden unter 100 g Watte verteilt und damit in einem verschlossenen Glase im Wasserbade erhitzt.

Crayon d'azotate d'argent mitigé (Höllensteinstift) enthält nur 10 $\%$ Kal. nitric.. (Ph. G. 66 $\%$).

D.

Decocta vide Infusa.

Decoctum album (Apozème blanc).
> Calc phosphor. bas. 10. Weißbrot ohne Kruste 20. Gummi arab. 10. Sacch. 60. Aqua 1 Liter. Man bereite ein Dekokt, presse und setze 10 g Aqu. fl. Aurant. zu.

Decoctum cort. Granati 60 : 750.

Decoctum laxans (Apozème laxatif).
> Auf 1 Liter kommen: Fruct. Anis. — Coriandr. āā 5. Natr. sulfur. 15. Fol. Sennae — Petrosel. sat. āā 15 und eine Zitrone.

Decoctum purgans (Apozème purgatif; Médecine noire).
> Fol. Sennae 10. Rad. Rhei. 5. Natr. sulfur. 15. Mannae 60. Aqu. qu. s. ad 180 g Decoct.

Decoctum Sarsaparill. compos. (Tisane de Feltz).

Stib. sulfur. nigr. 80 g koche man mit 2 Liter Wasser aus, verwerfe die Flüssigkeit, schlemme den Rückstand mit zwei neuen Litern Wasser auf, setze 10 g Coll. pisc. und 60 g Rad. Sarsapar. zu, koche auf 1 Liter ein und dekantiere.

Digitaline.

Man unterscheide das amorphe vom kristallinischen Präparat und gebe in zweifelhaften Fällen das amorphe.

E.

Eau mercurielle caustique.

Hydrarg. 4. Acid. nitr. 5. Aqu. 30.

Elaeosaccharum (Oléosaccharure).

Ölzucker ist zu bereiten aus 1 g Öl und 20 g Zucker; ausgenommen sind: Elaeos. Citri, Bergam., Aurant. Diese bereitet man aus einer Frucht und 10 Teilen Zucker in der Weise, daß man die ganze ölhaltige Oberfläche mit Zucker abreibt.

Elixir de Garus.

1 kg Alcoolat de Garus Cod. fügt man 1,5 kg Sir. fl. Aurant., 1 g Vanille und 0,5 g Crocus zu.

Elixir de Pepsine.

Pepsini 50. Aqu. 450. Sir. spl. 400. Spiritus 80 %/₀ 150. Ol. Menth. qu. s.

Elixir d'Aubrée.

Inf. rad. Polygal. 2 : 125. Kal. jodat. 15. Branntwein 60. Aqu. 125. Tct. Coccionell. qu. s.

Emplastra. Die Pflastervorschriften des Codex weisen einige Abweichungen auf, doch sind dieselben nicht sehr wesentlich.

Emplastrum Cantharid. zu bereiten aus:

Elemi 10. Ol. Olivar. 4. Ung. basilic. 30. Cer. flav. 40. Cantharid. plv. sbt. 42.

Emplastrum Cantharid. camforat. (Vésicatoire camphré) wird bereitet, indem man eine ätherische Kampherlösung über Empl. Cantharid. ext. streicht oder durch bloßes Aufstreuen von Kampherpulver.

Emplastrum cereum extens.

Masse: Cer. alb. 200. Ol. Amygd. 100. Tereb. Ven. 25.

Emplastrum Hydrargyr. zu bereiten aus:

Empl. Litharg. 2 kg. Cer. flav. 100. Colophon 100. Bdellium Ammoniac. Oliban. Myrrh. āā 30. Crocus 20. Hydrarg. 600. Styrac. liqu. 300. Terebinth. 100. Ol. Lavand. 10.

Emulsio Amygdalar. (Lait d'amande).

Amygdal. dulc. 50. Sacchar. 50. Aqu. 1 kg.

Emulsio coaltar. Pix 1 wird mit 4 g Tinct. Quillajae ausgekocht, filtriert und 1 g des Filtrates mit 4 g Aqua vermischt.

Emulsio balsam. tolut., — **copaiv.,** — **Picis,** — **Ol. Cadini.**

Nach der Formel: Bals. tolut. 2. Spirit. (90 %) 10. Tinct. Quillajae 10. Aqu. 78.

Extracta.

Die Mehrzahl der Extrakte des Codex wird durch einfachen wässerigen Auszug ohne Alkoholbenutzung oder -fällung gewonnen.

Mit Zuhilfenahme von Spiritus bereitete Extrakte sind: Extr. Belladonn. rad. (wohl zu unterscheiden von Extr. Belladonn. herb.!), Extr. sem. colchic., sem. Hyoscyam., sem. Stramon., sem. Conii. Ferner Extr. Digital. spirituos. (zu unterscheiden von Extr. Digital. fol.!). Durch Extraktion mit 80 % Spiritus wird gewonnen Extr. Strychni; mit 50 % Spiritus Extr. Chinae calisayae und Extr. Chinae rubrae. Die Bereitung von Extr. Filicis und Extr. Secalis cornuti (Extrait de seigle ergoté, Ergotine) ist ähnlich der Methode des deutschen Arzneibuches.

F.

Feu liquide (veter.).

Canthar. Euphorb. āā 30. Ol. Oliv. 300. Ol. Lavand. 600. Digerieren!

G.

Gargarisme au chlorate de potasse.

Kal. chloric. 5. Aqu. 250. Sir. moror. 50.

Glycerin p. spec. 1,242 (statt 1,230).

Gouttes amères de Baumé.

Fab. Ignat. St. 500. Kal. carb. 5. Ruß 1. Spiritus (60 %) 1 kg. Fiat tinctura.

Gouttes noires anglaises.

Opii 100. Acid. acetic. glac. 60. Aqu. 540. Safran. 8. Sem.
Myrist. 25. Sacch. 50.

Man maceriere 10 Tage, presse und dampfe auf 200 g ein.
1 g dieser Tropfen entspricht $^1/_2$ g Opium oder $^1/_4$ g Extr.
Opii.

Granulae (Granules) werden bereitet wie Pillen; sie wiegen
3—5 cg und enthalten meist $^1/_2$ oder 1 mg sehr stark-
wirkender Substanz.

Granulae Acid. arsenicos.

Aus Acid. arsenic. 0,1. Sacch. lact. 4. Gumm. arab. 1. Mel.
qu. s. sind 100 granulae zu bereiten; ebenso zu machen sind:
Granul. Strychnini, — Atropini, — Digitalini.

I.

Infusa.

Infusa und Decocta in unserem Sinne führt der Codex
nicht auf. Er unterscheidet zwischen „tisane" (siehe diesen
hinten!) und „potion". Ist für letztere die Gewichtsmenge der Droge nicht angegeben, so nimmt man von
Blättern und Blüten 2 Teile auf 100; von Hölzern, Stengeln
und Wurzeln 4 Teile auf 100.

K.

Kermès.

Der Codex unterscheidet drei Sorten: 1. das gewöhnliche
Kermès minerale, 2. das reine Kermès officinale, auf
feuchtem Wege dargestellt, und 3. das für Veterinärzwecke
verwendete, durch Schmelzen gewonnene „kermès par
voie sèche".

L.

Lactophosphate de chaux en solution.

Calc. phosphoric. (Biphosphate) 17. Acid. lact. 19. Aqu.
964. Man setze Ac. lactic. zuletzt zu und filtriere.

Laudanum de Rousseau.

Opii 200. Mel. alb. 600. Aqu. 3 Liter. Spiritus 200. Bier-
hefe 40 g.

Man erwärmt das Ganze ohne den Spiritus bei einer kon=
stanten Temperatur von 25—30° so lange, bis die Gä=
rung vollendet ist, filtriert, dampft auf 600 g ein. Nach
dem Erkalten fügt man den Spiritus zu und filtriert
24 Stunden später.

4 g dieser Tinktur = 1 g Opium = 0,5 g Extr. Op.

Laudanum de Sydenham.

Opii 200. Croci 100. Cort. Cinnam. Zeyl. 15. Caryoph. 15.
„Vin de Grenache" 1600 g. Man maceriere 15 Tage.

4 g dieser Tinktur = 0,5 g Opium = 0,25 g Extr. Op.

Limonade purgative au Citrate de Magnésie.

Ac. citric. 30. Magn. carb. 16. Aqu. 300. Sir. spl. 100.
Succ. Citri 1.

Kurz vor der Abgabe fügt man dieser Limonade 4 g Natr.
bicarb. zu.

Linimentum ammoniatum.

Ol. Amygdal. dulc. 90. Liqu. Ammon. caust. Cod. 10.

Linimentum ammon. camfor.

Ol. camphor. 90. Liqu. Ammon. caust. Cod. 10.

Linimentum Calcis.

Ol. Amygdal. dulc. Aqu. Calcis. āā 100.

Linimentum Chloroform.

Ol. Amygdal. 90. Chlorof. 10.

Linimentum Rosen.

Balsam. Nucist. 5. Ol. Caryoph. 5. Spirit. Junip. 90.

Linimentum saponat.

Spirit. sapon. 50. Ol. Amygd. 5. Spirit. (80 %) 45.

Linimentum sapon. camforat.

Spir. saponat. 50. Ol. Amygd. 5. Spir. camfor. 45.

Liquor Ammon. acet. = 18,5 %.

Liquor Ammon. caust. = 0,925 p. spec. (Ph. G.
0,960).

Liquor Kal. arsenicos. Gleiche Stärke wie nach Ph. G. Er
enthält etwas weniger Spirit. Meliss. comp. : 3 g statt 15 g.

Liquor Kal. (Natr.) caustic. = 30 %.

Liquor Plumbi subacet. p. spec. 1,32 (statt 1,24).

Liqueur de Valette (vet.).

> Zinc. sulfur. Cupr. sulfur. āā 15. Liqu. Plumb. subacet. 30.
> Aceti 200. Schütteln!

Lotion de Gowland.

> Amygd. amar. 90. Aqu. 500. Hydr. bichlor. 0,8. Ammon.
> chlor. 2. Spirit. 15. Aqu. Amygdal. amar. 15. M. f. emuls.

M.

Mixture cathérétique.

> Aloës, Myrrh. āā 5. Cupr. subacet. 10. Arsenic. sulfurat.
> pur. 15. Aqu. Rosae 380. Vin. alb. 1 kg.
> Vor dem Gebrauch umzuschütteln!

Mucil. Gummi arab.

> Gummi arab. Aqu. frigid. āā 100.

Mucil. Gummi tragacanth.

> Traganth. 10. Aqu. frigid. 90.

O.

Oleum Absinth., — Chamomill., — Hyperic. werden durch Digerieren von 10 g Drogen mit 100 Ol. Olivar. gewonnen.

Oleum Chamomill. camfor.

> Ol. Chamomill. 90. Camfor. 10.

Oleum camforat.

> Camfor. 10. Ol. Olivar. 90.

Oleum Cantharid.

> Canthar. 10. Ol. Olivar. 100.

Oleum Hyoscyami (— Conii, — Belladonn., — Stramon.).

> Fol. Hyosc. recent. 10. Ol. Olivar. 20.

Oleum phosphorat. (Huile phosphorée).

> Phosphor. 1. Ol. Amygd. decolor. 95. Ether 4.
> Man löst den Phosphor im Öl und setzt dann den Äther
> zu. Ol. Amygd. decolor. erhält man durch Erhitzen von
> Ol. Amygd. auf 250° konstanter Temperatur.
> Für innerlichen Gebrauch mischt man 10 g dieses Ol.
> phosphorat. mit 90 g Ol. Amygd. decolor.

Opodeldoc.

> Ähnliche Vorschriften für flüssigen und festen Opodeldoc wie
> im deutschen Arzneibuche.

Oxymel simplex.

    Acet. 5. Mel. cr. 20.

Oxymel Scillae.

    Acet. Scillae 5. Mel. cr. 20.

P.

Pastilli vide Tablettae; mit granuliertem Zucker und Wasser in der Wärme bereitete Tabletten.

Pâte pectorale.

    Spec. pect. 100. Aqu. 3 kg; man bereite ein Infusum und koliere. In der Kolatur löse man Gummi arab. 300 g, Sacch. 2 kg, Aqu. lauroc. 100, Extr. Opii 1,5; dampfe ein und forme Pastillen daraus.

Pâte de réglisse brune.

    Pasta Liquirit., die auf 100 g == 0,02 g Extr. Opii entfällt.

Pâte de réglisse noire.

    Pasta Liquirit. ohne Opium, aber reicher an Succ. Liquir.

Pilules d'Aloès simples.

    1 g Aloë auf 10 Pillen.

Pilules d'Aloès et de gomme-gutte.

    Aloë Gummi-gutt. āā 1. Anis. 0,1 auf 10 Pillen.

Pilules d'Aloès et de savon.

    Aloë, Sapo med. āā 1 auf 10 Pillen.

Pilules alunées d'Helvetius.

    Aluminis 1. Sang. dracon. 0,5 auf 10 Pillen.

Pilules Ante-cibum.

    Aloës 1. Extr. Chinae 0.5. Cort. Cinnam. 0,2 f. pilul. X.

Pilules arsenicales.

    Acid. arsenicos porphyr. 0,5. Pip. nigr. 5. Gumm. ar. 1 pil. C.

Pilules de Bontius.

    Aloë, Gummi-gutt., Gumm.-ammoniaci āā 1. Ac. acet. 0,5 f. pil. 20.

Pilules de Bromure ferreux.

    Ferr. bromat. sol. 15 (33 $^o/_0$). Ferri plv. 0,1 f. pil. C.

Pilules de Carbonate ferreux (de Vallet).

    Ferr sulf. 10. Kal. carb. 12. Mel. 3. Sacch. lact. 3. Sacch. lact. qu. s. ut fiat massa. Aus dieser Masse formt man Pillen von 0,25 g.

Pilules de Chlorure ferreux.

Ferr. chlorat. sicc. 1 g auf 10 Pillen.

Die Pillen sind mit einer Mastix-Tolubalsamlösung (in Äther) zu behandeln, um ihnen eine Glasur zu geben.

Pilules de Chlorure mercurique opiacées (Dupuytren).

Hg. chlorat. plv. sbt. 0,1. Extr. Opii 0,2. Extr. Guajac. 0,4 pil. X.

Pilules de Coloquinte composées.

Aloës 0,5. Colocynth. plv. 0,5. Scammon. plv. 0,5. Ol. caryoph. 0,01 pil. X.

Pilules de Cynoglosse opiacées.

Extr. Opii 10. Sem. Hyosc. plv. — Cynogloss. plv. āā 10. Myrrh. 15. Oliban. 12. Safran. 4. Castorei 4. Mell. dep. 35.

Aus dieser Masse bereitet man Pillen von 0,2 g Gewicht.

Pilules ferrugineuses de Blaud.

Auf 100 Pillen kommen 10 g Kal. carbon. und 10 g Ferr. sulfur.; jede Pille wiegt 0,4 g.

Pilules d'Iodure ferreux (de Blancard).

Jodi 4,1. Ferri plv. 2 f. pil. C.

Sind mit Mastix-Tolubalsamlösung (in Äther) zu überziehen.

Pilules d'Iodure mercureux opiacées.

Hydr. jodat. 0,5. Extr. Op. 0,2. Plv. Liquir. 0,5 pil. X.

Pilules de Jusquiame et de Valériane composées (de Méglin).

Extr. sem. Hyosc. — Valerian. Zinc. ox. āā 0,5 pil. X.

Pilules mercurielles purgatives (de Belloste).

Hydrarg. 60. Mel. cr. 60. Aloës 60. Piper. nigr. 10. Rad. Rhei 30. Res. Scamm. 20.

Hieraus sind Pillen von 0,2 g zu bereiten.

Pilules mercurielles savonneuses (de Sédillot).

Ungt. Hydr. cin. (50 %) 30. Sap. med. 20. Rad. Liquir. 10.

Jede Pille wiege 0,2 g und enthalte 0,05 g Hydrarg.

Pilules mercurielles simples (bleues).

Hydrarg. 5. Rad. Liquir. 2,5. Conserv. Rosar. 7,5 f. pil. C.

Pilules de térébenthine.

Terebinth. Magnes. carb. āā 2 f. pil. X.

Potion antispasmodique.

Sir. fl. Aur. 30. Aqu. Tiliae 90. Aqu. fl. Aur. 30. Spir. aether. Cod. 4.

Potion antispasmodique opiacée.

Potion antispasmodique + 0,8 Laudan. de Sydenham.

Potion au Baume de Copahu (de Chopart).

Bals. copaiv. Spiritus (80 %). Sir. bals. tol. āā 5. Aqu.
Menth. p. 10. Spirit. nitr. dulc. 0,5.

Potion émulsive gommée (Looch blanc).

Amygd. dulc. mund. 30 Amygd. amar. 2. Sacch. 30. Tra-
gac. 0,5. Aqu. fl. Aurant. 10. Aqu. 120. Fiat emuls. 150 g.
Ist Kalomel hinzu verschrieben, so lasse man Amygd. amar.
fehlen.

Potion émulsive huileuse.

Ol. Amygd. dulc. Gumm. arab. Aqu. fl. Aur. āā 15. Sir.
gummos. 30. Aqu. 100. Fiat emuls. 150 g.

Potion gazeuse de Rivière (Potio Riveri).

Nr. I Kal. bicarb. 2. Sir. spl. 15. Aqu. 50.

Nr. II Acid. citric. 2. Sir. Citri 15. Aqu. 50.

Man gebe I und II in je eine Flasche.

Der Kranke nimmt erst einen Löffel von Nr. I, dann von
Nr. II, oder aber der Arzt läßt beide Löffel zuvor in einem
Glase mischen und dann die Mischung trinken.

Potion gommeuse (Julep gommeux).

Gumm. arab. Aqu. fl. Aur. āā 1. Sir. spl. 3. Aqu. 10.

Potion calmente (Julep diacodé).

Gumm. arab. 1. Sir. diacod. 3. Aqu. fl. Aur. 1. Aqu. 10.

Potion pectorale.

Inf. flor. pectoral. Cod. 120. Sir. gummos. 30.

Potion purgative à la Magnésie.

Magn. ust. 8. Sacch. 50. Aqu. 40. Aqu. fl. Aur. 20.

Potion simple (Julep simple).

Sir. spl. 30. Aqu. fl. Aur. 20. Aqu. 100.

Potion Todd.

Sir. spl. 30. Tct. Cinnam. 5. Aqu. 75. Alter Branntwein 40.

Pulvis aërophor. alcal. (Poudre gazogène alcaline).

Na. bicarb. 2 (blaues Papier). Acid. tartar. 1,3 (weißes Papier).

Pulvis aërophor. anglic. (Poudre gazogène neutre).

Na. bicarb. 2 (blaues Papier). Acid. tartar. 2 (weißes Papier).

Pulvis aërophor. ferrat. (Poudre gazogène ferrug.).

Ac. tartar. 8. Na. bicarb. 6. Sacch. 26. Ferr. sulfur. 0,3.

Pulvis diuretic.

> Kal. nitric. Rad. Alth. āā 1. Gumm. arab. 6. Rad. Li-
> quir. 2. Sacch. lact. 6.

Pulvis Ipecac. opiat. (Poudre de Dover).

> Kal. nitric. Kal. sulfur. āā 4. Rad. Ipec. 1. Opii 1.

S.

Sapo medicat. aus Ol. Amygdal. dulc. bereitet.

Secale cornut. Im Bedarfsfalle frisch zu pulverisieren.

Sirop. Sirupi sind in der Apothekerpraxis Frankreichs sehr
häufig zu dispensieren; nachfolgend eine Anzahl Vorschriften.
Sirupe aus Drogen werden, wenn keine besondere Formel
angegeben, wie Sirop de Coquelicot bereitet; Fruchtsäfte wie
Sir. de Groseille.

Sirop d'Acide citrique et **d'Acide tartrique.**

> Acidi (citr. vel tartar.) 10. Aqu. 10. Sir. simpl. 980.

Sirop d'Absinthe. Bereitung wie die des Sirop de Coquelicot.

Sirop d'Aconit.

> Tinct. rad. Aconit. rec. 25. Sir. spl. 975.

Sirop adstringent de Chable.

> Sir. simpl. mit 3 %/0 Ferr. citric. ammoniat.

Sirop d'Althéa vide Sirop de guimauve.

Sirop d'amande (Sir. Amygdal.).

> Amygd. dulc. 50. — amar. 15. Aqu. 162.5. Aqu. fl. Aur. 25.
> Sacch. 300.

Sirop d'Anis vert = Sir. Anisi vulg. wie Sir. flor. Aurant.

Sirop antiscorbutique de Portal.

> Fol. Cochlear. rec. 10. Fol. Spilanth. ol. 10. Rad. Allii
> (Meerrettig) 3. Rad. Gentian. 2. Rad. Rub.tinct. 1. Cort.
> Chin. 0,5. Aqu. 55. Sacch. 118.

Sirop de baume de tolu (Sir. balsam. tolut.).

> 50 g Bals. tolut. werden mit 1 kg heißem Wasser im Wasser-
> bade gut ausgezogen und filtriert; zu je 100 Teilen Auszug
> setzt man 180 Teile Zucker zu.

Sirop de Belladonne (Sir. Belladonnae).

> Tct. Belladonn. 75. Sir. spl. 925.

Sirop de Berberis. Bereitung wie die des Sir. de Groseille.

Sirop de bourgeons de sapin wie Sir. Aurant. cort.

Sirop de Bromure de potasse (Sir. Kal. bromat.).

Kal. bromat. 50. Aqu. 50. Sir. d'écorce d'orange 900.

Sirop de Cachou (Sir. Catechu). Bereitung wie Sir. Ratanh.

Sirop de Cérise (Sir. Cerasor.) wie Sir. de Groseille.

Sirop de Camomilles wie Sir. de Coquelicot.

Sirop de Capillaire = Sir. de fleurs d'oranger.

Sirop de Capillaire de Canada = Sir. Capill. vener. wie
Sir. de Coquelicot.

Sirop de Cannelle bereitet wie Sir. de fleurs d'oranger.

Sirop de Chicorée composé = Sir. de Rhubarbe composé.

Sirop des Chantres = Sir. d'Erysimum composé.

Sirop de Chloral (Sir. Chlorali hydrati).

Chloralhydr. 50. Aqu. 45. Spirit. Menth. 5. Sir. spl. frig.
parat. 900.

Sirop de Chlorhydrate de Morphine vide Sirop de Morphine.

Sirop de Chlorhydrophosphate de Chaux.

Calc. phosphor. 12,5 sind mit Hilfe von Acid. hydrochlor.
qu. s. in 340 g Wasser zu lösen; Succ. Citri 10. Sacch. 630.

Sirop des cinq racines.

Rad. Levistic. — Asparag. — Foenic. — Petrosel. —
Rusci āā 100. Aqu. ferv. 3 kg. Sacch. 2 kg.
Zwei Tage digerieren, dann pressen und nach Lösung des Zuckers
auf 1,26 p. spec. eindampfen.

Sirop de Citrate de fer ammoniacal.

Ferr. citric. ammon. 25. Aqu. 25. Sir. spl. frig. par. 950.

Sirop de Citron (Sir. Succ. Citri).

Succ. Citri 20. Sir. Acid. citric. 980.

Sirop de Codéine (Sir. Codeini).

Codein. 0,2. Alcohol (60 $^0/_0$) 5. Sir. spl. frig. par. 95 g.

Sirop de coing. Bereitung wie die des Sirop. de Groseille.

Sirop de coca wie Sir. de Coquelicot.

Sirop de Coquelicot (Sir. Rhoeados).

Flor. Rhoead. 100 übergießt man mit 1,5 kg kochendem
Wasser, läßt 6 Stunden ziehen, filtriert und fügt auf je
100 g 180 g Sacchar. zu.

Sirop de Cuisinier = Sirop de Salsepareille composé.

Sirop de Dessesartz. = Sir. d'Ipéc. composé.

Sirop diacode (Sir. Papaver.).

Extr. Opii 0,5. Aqu. 4,5. Sir. spl. 995.

Sirop de Digitale (Sir. Digitalis).

Tct. Digital. 25. Sir. simpl. 975.

Sirop d'écorce d'orange amère (Sir. Aurant. cort.).

Cort. Aurant. conc. 100 maceriert man 12 Stunden mit
100 g 60 % Alkohol, übergießt dann mit 1 kg Wasser
von 80°, preßt nach 6 Stunden und löst in je 100 g
Kolatur 180 g Saccharum.

Sirop émulsif = Sirop d'amande.

Sirop d'Erysimum composé = Sir. Erysimi compos. (käuflich).

Sirop d'espèces pectorales = Sir. pectoralis.

Man digeriert 10 g Flor. pectoral. 6 Stunden mit 120 g
Aqu. ferv., preßt, fügt 200 g Zucker zu, kocht auf und
gibt am Ende 5 g Aqu. flor. Aurant. und 0,03 Extr.
Opii zu.

Sirop d'Éther (Sir. aethereus).

Sir. simpl. frig. par. 700. Spirit. (90 %) 50. Aqu. 230.
Aether 20.

Sirop de fleurs d'oranger (Sir. Aurant. flor.).

Sacch. 180 sind in Aqu. fl. Aurant. 100 kalt zu lösen.

Sirop de Framboise (Sir. Rub. Idaei) zu bereiten wie Sir.
de Groseille.

Sirop de Gaiac (Sir. lign. Guajaci).

Ca. 200 g Holz auf 1 kg Sirop.

Sirop de Gentiane wie Sirop de Coquelicot.

Sirop de Gibert (nicht offizinell).

Hg. bijod. 0,1. Kal. jod. Aqu. āā 5. Sir. spl. 240.

Sirop de gomme (Sir. gummos.).

Gummi arab. 10. Aqu. 43. Sacch. 67.

Sirop de Goudron (Sir. Picis).

Picis vegetab. 10 g mischt man unter 30 g Sägemehl, läßt diese
Mischung 2 Stunden lang durch 1 kg Wasser von 60° ausziehen und setzt auf je 100 g der filtrierten Flüssigkeit
180 g Sacch. zu.

Sirop de Grenade.

Extr. cort. Granat. 5. Sir. spl. 95.

Sirop de Groseille (Sir. fr. Ribii).

Succ. fr. Rib. 1 kg. Sacch. 1,5 kg ca.

Sirop de guimauve (Sir. Althaeae).

Rad. Alth. 50. Aqu. 300 sind nach 12stündigem Stehen zu kolieren, in 1,5 kg Sir. spl. zu gießen und aufzukochen.

Sirop d'Helix = Sirop de Limaçon.

Sirop d'Hypophosphite de chaux (de soude).

Calc. (Natr.) hypophosph. 5. Sir. fl. Aurant. 5. Sir. spl. frig. parat. 445.

Sirop de Jaborandi wie Sirop de Coquelicot.

Sirop d'Iodure de fer (Sir. Ferr. jodat.).   0,5 $^0/_0$.

Jodi 4,1. Ferr. plv. 2. Aqu. 10; Sir. de gomme 785. Sir. fl. Aurant. 200.

Sirop d'Iodure de potasse (Sir. Kal. jodat.).

Kal. jodat. 25. Aqu. 25. Sir. c. Aur. 950.

Sirop d'Ipécacuanha.

Extr. Ipec. 10. Spirit. (60 $^0/_0$) 30. Aqu. 340. Sacch. 630 g.

Sirop d'Ipécac. composé.

Rad. Ipec. 3. Fol. Senn. 10. Flor. Rhoead. 12,5. Herb. Serpyll. 3. Magnes. sulf. 10. Vin. alb. 75. Aqu. fl. Aur. 75. Aqu. ferv. 300.

Auf je 100 g Kolatur 180 g Sacchar.

Sirop de Jusquiame = Sir. Hyoscyam. wie Sir. Belladonnae.

Sirop de Karabé.

Sir. Opii 100. Tct. succin. 0,5 g.

Sirop de Lactophosphate de chaux mit Acid. lactic. zu bereiten wie Sir. de chlorhydrophosphate de chaux.

Sirop de Lactucarium opiacé.

In ca. 3 kg Sirup sind: Extr. Lactucar. 1,5. Extr. Op. 0,75. Aqu. fl. Aurant. 40. Ac. citric. 0,75 g.

Sirop de Laffecteur = Sir. de Salsepareille comp.

Sirop de lait jodique (nicht offizinell).

Kal. jodat. 5. — bicarbonic. Jodi āā 2,5. Borac. 5. Kuhmilch 1 kg. Sacch. 400. Glycerin. 200; auf 1 kg einzudampfen.

Sirop de laurier-cérise aus Aqu. laurocerasi wie Sir. fl. Aurant.

Sirop de Leras.

    Ferr. pyrophosph. 1. Natr. bicarbonic. 0,5. Sir. spl. — Aurant. flor. āā 50.

Sirop de Limaçon (Schneckensaft).

    200 g Schneckenfleisch kocht man mit 1 kg Wasser aus und löst 1 kg Sacchar. darin.

Sirop de Limon (Sir. Succ. Citri).

    Succ. Citri 20. Sir. Acid. citric. 980.

Sirop de Manne = Sirupus Mannae.

Sirop de Menthe poivrée aus Aqu. Menth. wie Sir. flor. Aurant. zu bereiten.

Sirop de Mûre wie Sir. de Groseille.

Sirop de Miel = Mel depurat.

Sirop de Monosulfure de soude.

    Natr. monosulfurat. 0,1. Aqu. 1. Sir. spl. fr. par. 99.

Sirop de Morphine (Sir. Morphii).

    Morf. mur. 0,5. Aqu. 10. Sir. spl. fr. par. 990.

Sirop de Narcéine.

    0,05 Narcein. in 100 g Sir. spl.

Sirop de Nerprun (Sir. Rhamni. cathart.).

    Succ. Rhamni. cath. fruct. 1 kg. Sir. spl. 1 kg; eindampfen.

Sirop d'opium (Sir. Opii).

    Extr. Opii 2. Aqu. 8. Sir. spl. 990.

Sirop d'opium faible = Sirop diacode (Sir. Papaver.).

Sirop d'orange.

    Succ. Aurant. 20. Sir. Ac. citr. 980.

Sirop d'orgeat = Sirop d'amande.

Sirop de Pavot blanc (Sir. Papav. alb.).

    Extr. Pap. alb. 10. Spir. $(60\,^{0}/_{0})$ 30. Aqu. 340. Sacch. 630.

Sirop de Perchlorure de fer.

    Liqu. Ferr. sesquichlor. 15. Sir. spl. fr. par. 985 g.

Sirop de Pointe d'Asperge.

    Succ. Asparagi capit. 1 kg. Sacch. 1,8 kg.

Sirop de phosphate acide de chaux zu bereiten mit Acid. phosphor. wie Sirop de chlorhydroph. de chaux.

Sirop de Pyrophosphate de fer.

    Ferr. pyroph. c. Ammon. citric. 10. Aqu. 20. Sir. spl. fr. par. ad 1 kg.

Sirop de Quinquina (Sir. Chinae).

Cort. Chin. fl. 100 werden mit 1 kg 30 °/₀ Spiritus extra-
hiert und mit 1 kg Sacch. nach Abdestillieren des Wein-
geistes 1,52 kg Sirup gewonnen.

Sirop de Quinquina ferrugineux (Sir. Chin. ferrat.).

Ferr. citr. ammon. 10. Aqu. 20. Sir. Chin. vinos. 970.

Sirop de Quinquina au Vin (Sir. Chin. vinos.).

Extr. Chinae fl. 10. Vin. alb. (Grenache) 430. Sacch. 560.

Sirop de Raifort composé.

Fol. Cochlear. rec. 100. Fol. Spilanth. rec. 100. Rad. Cochl.
rec. 100. Fol. Trifol. fibr. 10. Cort. Aurant. 20. Cort.
Cinnam. Zeyl. 5. Vin. alb. 400. Sacch. 500.

Sirop de Raifort iodé.

Jodi 1. Spirit. 15. Sir. de Raifort comp. 984.

Sirop de Ratanhia.

Extr. Ratanh. 25. Sir. spl. 975.

Sirop de Rhubarbe composé (Sir. Rhei compos.).

Rad. Rhei. — Cichorei. āā 20. Fol. Cichor. 30. Herb. Fu-
mar. 10. Herb. Scolopendr. 10. Fruct. alkekeng. 5. Cort.
Cinn. Zeyl. 2. Lign. Santal. citr. 2. Sacch. 300. Aqu. qu. s.

Sirop de Safran (Sir. Croci).

Crocus 25. Vin. alb. (Grenache) 440. Sacch. 560.

Sirop de Salsepareille (Sir. Sarsaparillae).

Rad. Sarsapar. mund. 1 kg. Aqu. qu. s. pro 1,6 k Kolatur
Sacch. 2 kg.

Sirop de Salsepareille composé.

Rad. Sarsap. 1 kg. Flor. Borragin. 60. Flor. Rosae 60. Fol.
Senn. 60. Fruct. Anis. 60. Aqu. qu. s. für 2 kg Kolatur.
Sacch. 1 kg. Mellis. 1 kg; auf Sirupkonsistenz einzukochen.

Sirop de Saponaire wie Sirop de Coquelicot.

Sirop simple = Sir. de sucre.

Sirop de Stramoine bereitet wie Sir. Belladonnae.

Sirop de Sucre (Sir. simplex).

Sacch. 17. Aqu. 10. Aufkochen!

Sirop de Sucre à froid (Sir. simplex frig. parat.).

Sacch. 18. Aqu. 10. Kalt zu lösen!

Sirop sudorifique dépuratif = Sir. de Salsepareille.

Sirop de Sulfate de Quinine (Sir. Chinin. sulfur.).
Chinin. sulf. 0,5. Acid. sulfur. dil. 0,6. Aqu. 4. Sir. simpl.
frig. par. 95.
Sirop de Sulfate de Strychnine.
Strychn. sulf. 0,05. Aqu. 4. Sir. simpl. fr. par. 196.
Sirop de tartrate ferrico-potassique.
Kal. ferro tartar. 25. Aqu. 25. Sir. spl. fr. par. ad 1 kg.
Sirop de tartrate de fer ammoniacal.
Ferr. ammon. tartar. 25. Aqu. 25. Sir. spl. fr. par. ad 1 kg.
Sirop de Térébenthine.
Terebinthin. (v. Pinus Picea) 10. Sir. spl. 100.
Zwei Stunden zu digerieren und dann zu filtrieren.
Sirop thébaique = Sirop d'opium.
Sirop de Valériane (Sir. Valerianae).
Extr. Valerian. 4. Aqu. Valerian. 100. Sacch. 180.
Sirop de Velar = Sir. d'Erysim. comp.
Sirop de vinaigre (Sir. Aceti.).
Aceti. 1 kg. Sacch. 1750 g.
Sirop de vinaigre framboisé (Sir. Aceti Rub. Idaei).
Sirop de vinaigre 1 kg. Succ. Rub. Id. 1 kg.
Sirop de Violette (Sir. Violar.).
Flor. Viol. recent. 1 kg sind mit 2,5—3 kg Wasser zu infun-
dieren; in 2,1 kg der Kolatur werden 3,8 kg Sacchar. gelöst.
Soluté d'acide arsénieux (Boudin).
Acid. arsenicos. 1. Aqu. 1 kg.
Soluté d'acide phénique = Aqu. carbolic. 5 %.
Soluté de Bromure de fer, eine 33 % Lösung von Ferr.
bromat.
Soluté de Caféine (pr. inject. hypoderm.).
Coffein. 2,5. Natr. benzoic. 3. Aqu. steril. ad 10 ccm.
Soluté de Chlorhydrate de Quinine (pour inject. hypoderm.).
Chinin. muriat. 3. Antipyr. 3. Aqu. dest. steril. ad 10 ccm.
Soluté d'Iode ioduré.
Jod. Kal. jodat. āā 5. Aqu. 90. Spirit. 50.
Solutio Acid. arsenicos. 1 : 1000.
Solutio Acid. carbol. (pro usu interno) 1 : 1000.
Solutio Acid. chromic. 1 + 1.
Solutio Natr. arsenicos. 1 : 600.

Spec. aromatic. (Espèces aromatiques).
> Herb. Absinth., — Hysopi, — Menth. pip., — Origan.,
> — Rosmarin., — Salviae, — Serpyll., — Thymi āā
> partes.

Spec. carminativae (Espèces carminatives).
> Fruct. Anisi, — Carvi, — Coriandri, — Foeniculi āā p.

Spec. diureticae (Espèces diurétiques).
> Rad. Levist., — Foenic., — Petrosel., — Asparag., — Rusci
> acul. āā partes.

Spec. emollientes (Espèces émollientes).
> Fol. Malv., — Altheae, — Verbasci, — Parietar. off. āā
> partes.

Spec. Helveticae (Espèces vulnéraires, Thé suisse).
> Herb. Absinth., — Ajugae, — Calaminth., — Chamaedr.,
> — Hysop., — Hederae, — Millefol., — Origan., — Ros-
> marin., — Sanicul., — Salviae, — Scolop., — Scord.,
> — Thymi, — Veronic., — Vincae, — Betonic., Flor.
> Arnic., — Tussil., — Antennariae āā p.

Spec. laxant. (Espèces purgatives de St. Germain).
> Fol. Senn. 4. Flor. Sambuc. Fruct. Anis. āā 2. — Foenic.
> Tart. dep. āā 1.

Spec. pectorales (Fleurs pectorales).
> Flor. Verbasci, — Rhoead., — Alth., — Malvae, — Tus-
> silag., — Violae, — Antennariae āā partes.

Spec. pectoral. c. fructib. (Fruits pectoraux).
> Fruct. Zizyphi, Feigen, Datteln, Korinthen āā partes.

Spec. sudorificae (Espèces sudorifiques).
> Lign. Guajac. Rad. Sarsap., — Sassafr., — Chin. āā part.

Spiritus ist 95 % (volum.).

Spiritus aethereus (Liqueur d'Hoffmann).
> Spirit. 90 %. Aether. āā partes.

Spiritus camforatus (Teinture de camphre).
> Camfor. 10. Spirit. (90 %) 90.

Spiritus camforat. dil. (Eau-de-vie camphrée).
> Camf. 1. Spirit. (60 %) 39 g.

Spiritus Cochleariae comp. (Alcoolat de Cochléaria).
> Fol. Cochlear. rec. 30. Meerrettig 4. Alcool. (80 %) 35.
> Man läßt 8 Tage macerieren und destilliere dann 30 g ab.

Spiritus Melissae comp. (Eau de Mélisse) entspricht ungefähr dem unsrigen, hat aber Zusätze von Rhiz. Angelic. und Koriander.

Spiritus Melissae comp. flav. (Eau de mélisse jaune) ist Spirit. Melissae comp., dem 5 g Tct. Croci auf 1 Liter zugesetzt sind.

Spiritus Menthae und alle anderen spirituösen Lösungen ätherischer Öle nach der Formel:

Ol. Menth. 2.   Spirit. (90 %) 98.

Spiritus saponat.

Sap. medic. 10.   Spirit. (60 %) 50.

Spiritus vulnerar. (Eau vulnéraire d'Arquebusade).

Frische! Fol. Absinth., — Angelic., — Ocimi basilic., — Calamint., — Foenic., — Hysopi, — Majoran., — Melissae, — Menth. p., — Origan., — Rosmarin., — Rutae, — Salv., — Saturejae, — Serpyll., — Thymi, Summit. Hyperici. — Lavand. āā 1. Spirit. (60 %) 45.

Nach 6 tägiger Maceration sind 30 g abzudestillieren.

Suppositoria.

Die gewöhnliche Größe ist: 4 g Ol. Cacao für Erwachsene, 2 g für Kinder.

Suppositoria Aloës.

Aloës 0,5.   Ol. Cacao 3,5.

Suppositoria Ratanhiae.

Extr. Ratant. plv. 1.   Ol. Cac. 3.

T.

Tablettae (vide Pastilli) mit Zuckerpulver und Mucilago bereitete Arzneiform. Man parfümiert die Tabletten meist mit Orangen-, Rosen- oder Tolubalsamwasser oder mit einer Mischung von Ol. Anisi, — Citri, — Menth. āā 1. Tct. Vanill. 10 (Portion für 1 kg Masse).

Tablettae Altheae, Gewicht 1 g, enthält 0,1 g Rad. Altheae.

Tablettae bals. tolut., Gewicht 1 g, enthält 0,05 g Bals. tolut.

Tablettae Bism. subnitr., Gewicht 1 g, enthält 0,1 g Bism. subnitr.

Tablettae Boracis, Gewicht 1 g, enthält 0,1 g Borax.

Tablettae Calomel. (vap. par.), Gewicht 1 g, enthält 0,05 g
Calomel v. p.

Tablettae Carbonis, Gewicht 1 g, enthält 0,5 g Carbo. veg.

Tablettae Catechu, Gewicht 1 g, enthält 0,1 g Catechu.

Tablettae Ferr. lactic., Gewicht 1 g, enthält 0,05 g Ferr. lactic.

Tablettae Gummi arab., Gewicht 1 g, enthält 0,1 g Gummi
arab.

Tablettae Ipecac., Gewicht 1 g, enthält 0,01 Rad. Ipec. plv.

Tablettae Kal. chloric., Gewicht 1 g, enthält 0,1 g Kal. chloric.

Tablettae Kermes, Gewicht 1 g, enthält 0,01 g Kermes min.

Tablettae Mannae, Gewicht 1 g, enthält 0,2 g Mannae.

Tablettae Menthae, Gewicht 1 g, enthält 0,01 g Ol. Menth.

Tablettae Natr. bic., Gewicht 1 g, enthält 0,02 g Natr. bic.

Tablettae Santonin., Gewicht 1 g, enthält 0,01 g Santonin.

Tablettae Sulfuris, Gewicht 1 g, enthält 0,1 g Sulfur.

Tincturae.

Fast alle Tinkturen werden im Verhältnis 1 + 5 mit 60 %
oder 80 % Spiritus durch zehntägige Maceration bereitet.

Tinct. aethereae werden in ebendemselben Verhältnis mit
Äther bereitet durch Lixiviation, d. h. durch eine Bereitungsmethode, die der Bereitung der Fluidextrakte (Perkolation)
ähnlich ist. Ausgenommen sind: Tinct. Camphor. aeth.,
— Canthar., — Canthar. aeth., — Castor., — Castor.
aeth., — Coccion., — Moschi, — Vanill., die im Verhältnis 1 + 10 zu bereiten sind. Besonders zu merken
sind die „Alcoolatures" (vide diese!) und folgende:

Tinctura Absinth. comp.

Herb. Absinth., — Chamaedr. Rad. Gentian. Cort. Aur. fr.
Rad. Rhei āā 25. Aloës 5. Cort. Cascar. 5. Spirit. (60 %)
1 kg.

Tinctura balsamica (Alcoolé balsamique).

Rad. Angelic. 10. Summit. Hyperic. 20. Spirit. (80 %) 720.
Aloës Myrrh. Oliban. āā 10. Bals. tolut. 60. Benz. 60.

Tinctura Cinnamomi (Teinture de Cannelle).

Cort. Cinn. **Zeyl.** 10. Spirit. (80 %) 50.

Tinctura Extr. Opii.

Extr. Opii 10. Spirit. (60 %) 120.

Tinctura Extr. Opii camphor.

Extr. Opii 3. Acid. benz. 3. Ol. Anis. 3. Camph. 2. Spirit.
(60 $^0/_0$) 650.

Tinctura Gentian. alcal.

Rad. Gentian. 10. Kal. carb. 3. Spirit. (60 $^0/_0$) 300.

Tinctura Jalap. comp. (Eau-de-vie allemande).

Rad Jalap. 80. Rad. Turpethi 10. Res. Scamon. 20. Spirit.
(60 $^0/_0$) 960.

Tinctura Jodi.

Jodi 10. Spirit. (90 $^0/_0$) 120.

Tinctura Opii camphor.

Extr. Opii. Acid. benz. Ol. Anis. ãã 3. Camphor. 2. Spirit.
(60 $^0/_0$) 650.

Teinture de mars tartarisée.

Ferr. plv. 10. Tart. depur. 25. Spirit. 5. Aqu. 300.
5 Stunden zu erhitzen und dann zu filtrieren!

Teinture de Raifort composée.

Rad. Cochlear. 20. Sem. Sinap. nigr. 10. Ammon. chlor. 5.
Spirit. (60 $^0/_0$) 40. Spirit. Cochlear. comp. 40.

Teinture de Panama coaltarée.

Pic. 1. Tct. lign. panam. 4 werden einige Zeit in der Hitze
des Wasserbades erhalten, dann filtriert.

Tisane.

Name für Arzneigetränke, die aus Drogen durch Infusion im
Verhältnis (5) 10 (oder 20) zu 1000 bereitet werden.

U.

Unguentum Altheae.

Ol. Foenugr. 8. Cer. fl. 2. Colophon. Tereb. laric. ãã 1.

Unguentum Arcaei (Baume, Onguent d'Arcaeus).

Sev. ovil. 20. Tereb. 15. Elem. 15. Adip. 10.

Unguentum ammoniacale (Pommade de Gondret).

Sev. ov. 10. Adip. 10. Liqu. Ammon. caust. cod.

Unguentum basilic.

Pic. liqu. 1. Coloph. 1. Cer. fl. 1. Ol. olivar. 4.

Unguentum Belladonn.

Extr. Bellad. 4. Aqu. 2. Adip. 24.

Unguentum Calomel.

Im Verhältnisse 1 : 10 mit Adeps benz. zu bereiten.

Unguentum camforat.

Camf. 3.   Cer. alb. 1.   Adip. 9.

Unguentum cerussae.

Ceruss. 1.   Adip. benz. 5.

Unguentum chloroform.

Chlorof. 10.   Cer. alb. 5.   Adip. 85.

Unguentum citrinum.

Adip. 40.   Ol. olivar. 40.   Hydrarg. 4.   Acid. nitric. Cod. 8.

Unguentum cucumeris.

Adip. 160.   Bals. tol. 0,2.   Succ. cucumer. 120.   Aqu. Ros. 1.

Unguentum Canthar. flav. (P. épispastique jaune).

Canthar. 6.   Adip. 84.   Cer. flav. 12.   Curcum. 0.4.   Ol.
Citri 0,4.

Unguentum Cantharid. virid. (P. épispastique verte).

Canthar. 10.   Ungt. popul. 28.   Cer. alb. 4.

Unguentum Cantharid. veter.

Ol. olivar 100.   Canthar. 60.   Euphorb. 20.   Pic. 40.   Cer.
fl. 30.   Resin. Picis 40.

Unguentum Helmerich (Pommade antipsorique).

Sulf. subl. 10.   Kal. carb. 5.   Aqu. 5.   Ol. Amygd. 5.
Adip. 35.

Unguentum Glycerini (Glycéré d'Amidon).

Amyl. 10 erhitzt man über freiem Feuer mit 140 g Glycerin, bis sich ein Gelee gebildet hat.

Unguentum Hydrarg. alb.

Im Verhältnisse 1 : 10 mit Adeps benz. zu bereiten.

Unguentum Hydr. bijod. vet.

Hg. bijod. 8.   Adip. benz. 92.

Unguentum Hg. ciner. ord. (Onguent gris).

Ungt. Hydrarg. cin. 10.   Adip. benz. 30.

Unguentum Hg. ciner. (à parties égales).

Hydrarg. Adip. benz. āā part.

Unguentum Hydr. oxyd. flav.

Hydr. oxyd. flav. 1.   Vasel. 15.

Unguentum Hydrarg. rubr.

Hydr. ox. rubr. 1.   Vasel. 15.

Unguentum Kal. jodat.

Kal. jod. Aqu. āā 10. Adip. benz. 80.

Unguentum Kal. jodat. c. Jod.

Jodi 2. Ungt. kal. jod. 98.

Unguentum Picis.

1 : 10 Adip.

Unguentum Plumbi.

Liqu. Plumb. subac. 1. Cérat. de Galien. 9.

Unguentum Plumbi jodat.

Im Verhältnisse 1 : 10 mit Adeps benz. zu bereiten.

Unguentum Régent.

Hg. ox. rubr. 1. Plumb. acet. 1. Camf. 0,1. Vasel. 18.

Unguentum sulfurat.

Sulf. Ol. Amygd. āā 10. Adip. benz. 80.

Unguentum stibiat.

Tart. stibiat. 10. Adip. 30.

Unguentum Zinci.

Im Verhältnisse 1 : 10 mit Adeps benz. zu bereiten.

V.

Vinum. Weiß- und Rotwein (ordinärer) enthält ca. 10 $^0/_0$ Spiritus; Vin de Grenache und Vin de Lunel sind Naturweine mit ca. 15 $^0/_0$ Spiritus.

Vin d'Absinthe.

30 g Herb. Absinth. auf 1 Liter Vin alb.

Vin aromatique.

Spirit. vulnerar. Cod. 125. Vin rubr. ad 1 l.

Vin Chalybé = Vin ferrugineux.

Vin de Colchique.

Bulb. Colchic. 10. Vin de Grenache 100.

Vin de Colombo.

Rad. Colomb. 30 auf 1 kg Vin de Grenache.

Vin de Gentiane.

Rad. Gentian. 30. Spirit. 60. Vin rubr. 1 kg.

Vin ferrugineux (Vin Chalybé).

Ferr. citr. ammon. 5. Vin de Grenache 1 kg.

Vin de Pepsine.

Pepsin. 50. Vin de Lunel 1 kg.

Vin de Quinquina (Vin. Chinae).

Cort. Chin. gris. 50. Spirit. (60 %) 100. Vin. rubr. 1 kg.

Aus Cort. Chin. rubr. et flav. bereitet man im Verhältnisse 25 g : 1 kg den Vin. Chinae rubr. oder flav.

Anstatt des Rotweines nimmt man häufig andere Weine.

Vin de Quinquina ferrugineux.

Ferr. sulfur. 2. Ac. citric. 2. Aqu. 10. Vin. Chinae 990.

Vin de Scille (Vin. Scillae).

Bulb. Scillae 60. Vin de Grenache 1 kg.

II. Einige der wichtigsten Vorschriften der Pharmacopoea Helvetica.

Die Pharmacopoea Helvetica ähnelt in vielen ihrer Vorschriften dem deutschen Arzneibuche. — Die Kopfnamen der Arzneimittel sind die bei uns gebräuchlichen lateinischen Namen.

Die Pharmacopoea Helvetica erscheint in den drei Sprachen des Landes: deutsch, französisch, italienisch.

Wiederum erwähne ich, daß nicht Aufgeführtes mit Pharmacopoea Germanica übereinstimmt.

Besonders zu beachten ist, daß Pharmacopoea Helvetica die Lösungen von Chemikalien nicht unter Solut. oder Liquor, sondern unter dem Namen des Mittels aufführt mit nachfolgendem solut., z. B. Alumin. acet. solut.

A.

Acetum 5 $^0/_0$.

Acidum carbol. liquef. $1 + 9$.

Acidum hydrochloric., ebenfalls 25 $^0/_0$.

Acidum hydrochloric. dilut. 10 $^0/_0$.

Acidum nitric. dil. 10 $^0/_0$.

Acidum phosphor. dil. 10 $^0/_0$ (Ph. Helv. führt nur diese verdünnte Säure auf).

Acidum sulfur. dil. 10 $^0/_0$.

Aqua Aurant. flor. muß echtes Destillat und unverdünnt sein.

Aqua carbol. 5 $^0/_0$.

Aqua laurocerasi hat gleiche Stärke wie Aqu. Amygd. amar.

Aqua Rosarum muß aus Rosenblättern bestilliert sein.
Aqua sedativa.
> Na. chlorat. 6. Aqu. 83. Spirit. camf. 1. Liqu. Ammon.
> caust. 10. Vor der Abgabe zu schütteln.

C.

Cerat. Cetacei.
> Cer. alb. 10. Cetacei 20. Ol. Amygd. 70. Benzoës 2.

Collodium elasticum.
> Ol. Ricin. 2. Collod. 98.

E.

Elixlr pectorale.
> Succ. Liquirit. 2. Liqu. Ammon. anis. 2. Aqu. Foenic. 6.

Extractum Chinae fluid.
> Fluidextract., erhalten durch Ausziehen der Rinde mit salz=
> säurehaltigem Wasser.

Extractum Secal. cornut. wesentlich andere Bereitungsmethode.

Extractum Sec. cornut. solut.
> Extr. Sec. corn. Ph. H. 25   Aqu. 50. Glycer. 25.

G.

Granulae.
> Gummi arab. 1,5. Sacch. 3,5 mischt man mit dem ver=
> schriebenen Medikamente und setzt 8 Tropfen Wasser zu.
> Menge für 100 granulae.

L.

Liquor Alum. acet. 10 %.

Liquor Alum. acet.-tartar. 10 %.

Liquor Ammon. anis. = Spirit. Ammon. anis.
> Ol. Anisi 30. Liqu. Ammon. caust. 200. Spirit. ad 1 kg.

Liquor Ammon valerian. (Pierlot.).
> Ammon. valer. 3. Extr. Valerian. 2. Aqu. 95. Ammon. car-
> bon. qu. s. ad saturation.

Liquor Hydrarg. bichlorat. van Swieten.
> Hydr. bichlor. 1. Aqu. 900. Spirit. 100.

Liquor Kal. acet. 30 %.

Liquor Kal. arsenic.

In 100 Teilen sind 5 Teile Spir. Melissae und 10 Teile Spiritus.

Liquor Kal. (Na.) caustic. 33 %.

Limonata Magn. citric. (Limonade au Citrate de Magnésie).

Man löst 35 g Acid. citric. und 20 g Magnes. carbon. in 450 g kochenden Wassers, filtriert und fügt 50 g Sir. citri und 2 g Natr. bicarbonic. zu.

Linimentum Stockes (Linim. Terebinth. compos.).

Ol. Tereb. 30. Eigelb 1. f. emuls.; adde: Aqu. Rosae 50. Ol. citri 2. Acid. acet. 5.

Linimentum Styracis.

Ol. Lini Styrac. āā part.

Looch blanc.

Aqu. Amygd. 1. Sir. gummos. 24. Ol. Amygd. Gummi arab. āā 10. Aqu. flor. Aur. 15. Aqu. 40 f. emuls.

M.

Mel boraxat.

Borac. 1. Mel ros. 9.

Mixtura gummos.

Gummi arab. Sir. spl. āā 10, Aqu. fl. Aur. 5, Aqu. 75.

O.

Oleum camphorat. 1 : 10 c. Ol. Olivar. parat.

Oleum chloroform.

Chlorof. 1. Ol. Olivar. 3.

Oleum Hyoscyam. comp. (Balsam. tranquill.).

Ol. Hyosc. 1 kg. Ol. Lavand., — Menth., — Rosmar., — Thym. āā 1.

Oleum phosphorat. 1 : 100.

Oxymel Scillae.

Acet. Scill. Sacchar. āā 30. Mel depurat. 40.

P.

Pastilli Ipecac., 1 g schwer mit 0,01 Rad. Ipec.

Pastilli Kal. chlor., 1 g schwer mit 0,1 Kal. chlor.

Pastilli Kermetis, 1 g schwer mit 0,01 Kermes.

Pastilli Natr. bicarbon., 1 g schwer mit 0,1 Natr. bicarbon.
Pastilli Santonin., 1 g schwer mit 0,025 Santonin.
Pastilli Tronchin, 0,5 g schwer mit Opium und Kermes āā 0,002.
Pastilli Vignier, 0,5 g schwer mit Opii und Rad. Ipec. āā 0,002.
Percolatio.
> Die Perkolation ist jene Bereitungsmethode, die Ph. G. bei Darstellung der Extr. fluid. anwenden läßt. Ph. Helv. läßt mittels dieser Methode auch einige Tinkturen bereiten.

Pilulae hydrogogae Heimii.
> Extr. Pimp., Fol. Digit., Gummi arab. Gutt., Bulb. Scill., Stib. sulfur. aur. āā 2 f. pil. 100.

Potio Riveri.
> Man gibt dieselbe in zwei Flaschen ab, deren erste Acid. citric. 4. Sir. Citri 10. Aqu. 86 enthält, die zweite Natr. carbon. 9. Sir. spl. 10. Aqu. 81.
> Diese Vorschrift der Ph. Helv. wird häufig durch folgende ersetzt:
> > I. Acid. citric. 4. Sir. Rub. 20. Aqu. 76.
> > II. Kal. bicarb. 4. Sir. spl. 20. Aqu. 76.

Pulvis gummos.
> Gummi arab. Tragac. āā 2. Sacch. 6.

Pulvis Magnes. c. Rheo.
> Rad. Rhei plv. 2. Elaeos. Foenic. 3. Magnes. carbon. 5.

Pulvis Liquir. comp. enthält $1/3$ Zucker weniger, wie nach Ph. G.
Pulvis pro pedibus.
> Alum. 15. Talc. 85.

S.

Sirupus Aetheris.
> Spirit. Aeth. āā 4. Aqu. 36. Sacch. 56. Kalt zu lösen!

Sirupus Aurant. flor.
> Aqu. fl. Aur. 36. Sacch. 64. Kalt zu lösen!

Sirupus Balsam. tolut. ähnlich dem des Kodex.
Sirupus Citri.
> Acid. citric. 2. Aqu. 33. Sacchar. 64. Succ. Citri 1,5.

Sirupus Codeini.
> Codein. 2. Spirit. 18. Sir. spl. 980.

Sirupus Ferr. jodat. enthält $1\,\%$ FeJ$_2$.

Sirupus Gummi arab. (Sir. gummosus).

Gummi arab. 10. Aqu. 9. Aqu. flor. Aur. 1. Sir. spl. 80.

Sirupus Ipecac.

Extr. Ipec. fl. 1. Sir. spl. 99.

Sirupus magistralis.

Extr. Ferr. pom. 1. Aqu. Cinnam. 4. Sir. c. Aurant. 20. Sir. Rhei 50. Sir. simpl. 24. Tct. Cinnam. 1.

Sirupus Morfini.

1 g Morf. mur. im Kilo Sir. spl.

Sirupus Opii.

2 g Extr. Opii auf 1 kg Sir. spl.

Sirupus Ratanh.

20 g Extr. Ratanh. auf 1 kg Sir. spl.

Sirupus Rhei.

Rad. Rhei 5. Kal. carbon. 0,3. Cort. Cinnam. 1. Aqu. 50 werden 24 Stunden maceriert, aufgekocht und filtriert; in 40 Teilen Kolatur löst man 65 Teile Sacchar.

Sirupus Seneg.

Extr. Seneg. fl. 5 Sir. spl. 95.

Sirupus simpl.

Sacch. 64. Aqu. 36.

Species amarae.

Herb. Absinth., — Card. bened., — Centaur., Fol. Trif. fibr., Cort. Aurant. fruct. āā partes.

Species diuretic.

Fruct. Junip., Rad. ononid., — Levist., — Liquir. āā 20, Herb. Viol. tricol. 10, Fruct. Anis., — Petrosel. āā 5.

Species laxant. (St. Germain).

Fol. Senn. 4, Flor. Sambuc. 3, Fruct. Anis., — Foenic., Tart. natron. āā 1.

Species Lignorum.

Lign. Guajac., Lign. Junip., Cort. Sassafr., Rad. Liquir., — Sarsapar. āā part.

Species pectoral.

Fruct. Foenic. 5., Flor. Verbasc., — Tiliae, Fol. Malv. āā 10, Rad. Liquir. 25, — Alth. 40.

Spiritus 95—96 $\%$.

Spiritus dilut.

Spirit. $(95\,^0/_0)$ 2. Aqu. 1.

Spiritus Formicar. aus Ameisen destilliert.

Spiritus Menth.

Ol. Menth. 3. Spirit. $(95\,^0/_0)$ 97.

Suppositoria. Gewicht 2—3 g. Glycerinsuppositorien sind zu bereiten durch Lösen von 1 g Sap. anim. in 9 g Glycerin.

T.

Terebinthina, offizinell ist der klare Tereb. venet.

Tincturae. Ein großer Teil der Tinkturen der Ph. Helv. ist durch Perkolation (siehe diese!) zu bereiten. Die Verhältnisse sind meist dieselben, wie die der Tinkturen der Ph. G. Besonders zu merken sind:

Tinctura Aconit. herbae.

1 Teil Fol. Aconit. **recent.** maceriert man 8 Tage mit 1 Teil $95\,^0/_0$ Spiritus, preßt und filtriert.

Als Tinct. Aconit. oder Aconit ist stets diese Tinktur abzugeben.

Tinctura Aconit. tub. nur in der Rezeptur auf Verlangen des Arztes zu dispensieren.

Tinctura Arnicae wie Tinctura Aconit. herb. aus frischen Arnikablättern im gleichen Verhältnis zu bereiten.

Tinctura Benzoës aether.

Benz. 2. Aether. 10.

Tinctura Jodi.

1 Teil Jod $+$ 9 Teile Spiritus $95\,^0/_0$.

Tinctura Opii benz.

Acid. benz. Camfor. Ol. Anis. Opii āā 5. Spir. dil. 980.

Tinctura Opii croc. und simpl. gleich denen der Ph. G., nur ist der angewendete Spiritus etwas stärker.

Tinctura Rhei vinosa mit Marsala zu bereiten.

U.

Unguenta.

Animalische Fette müssen einen Zusatz von $2\,^0/_0$ Benzoë erhalten.

Salben der Narcotica werden $20\,^0/_0$ mit Ad. suill. bereitet.

Unguentum camforat.

Camf. 2. Cer. alb. 1. Adip. 7.

Unguentum cereum.

Ungt. cereum Ph. G. mit 2 $^0/_0$ Benzoë.

Unguentum Glycerini.

Amyl. 7. Glycer. 93 sind über freiem Feuer zu erhitzen, bis die Mischung transparent geworden ist.

Unguentum Hydr. bijodat. 1 : 10.

Unguentum Hydr. ciner. 33 $^0/_0$.

Unguentum Hydr. ox. rubr. 5 $^0/_0$ mit Vasel. fl.

Unguentum Hydr. ox. flav. 5 $^0/_0$ mit Vasel. fl.

Unguentum Plumb. jodat. 1 : 10.

Unguentum sulfurat.

Sulfur. dep. 3. Axung. 7.

Unguentum sulfurat. comp.

Sulf. dep. Zinc. sulf. āā 10. Sap. vir. 15. Axung. 65.

Unguentum Zinci, statt Adeps ist Vasel. alb. zu nehmen.

V.

Vinum Chinae.

Extr. Chin. fl. 2. Marsala 98.

Vinum Cocae.

Fol. Coc. 50. Marsala 1 kg.

Vinum Condurang.

Extr. Cond. fl. 1. Marsal. 9.

Vinum Gentianae.

Rad. Gentianae 50. Marsala 1 kg.

Vinum Kolae wie Vinum Cocae.

Vinum Pepsini.

Pepsin. Aqu. āā 50. Acid. mur. 5. Marsala 900.

III. Bestandteile einiger französischer Spezialitäten.

In diesem Verzeichnisse konnten nur einige der viel-
gebrauchtesten französischen Spezialitäten aufgeführt werden und
diese zum großen Teil nur nach ihren Bestandteilen. Die Ge-
wichtsmengen der Bestandteile wurden meist nicht angegeben;
dieselben sind schwer zu ermitteln und wechseln häufig. — Als
Hilfsbücher zur Ermittelung der Zusammensetzung der Spezialitäten dienten mir: Gautier et F. Renault, Spécialités
pharmaceutiques; Dorvault, Officine; Hagers Pharmazeutische Praxis; H. Bocquillon-Limousin, Médicaments
nouveaux. — Jene französischen Spezialitäten, die nach ihrem
wirksamen Bestandteile benannt sind, wie z. B. Cantharidine
Houdé, Bougies Raynal à la cocaine u. a., fanden in diesem
Verzeichnisse keine Aufnahme; ihre Zusammensetzung ergibt sich
aus dem Namen, und die Gewichtsmenge wirksamer Substanz
ist häufig der Etikette aufgedruckt.

A.

Aliment Groult, ein wohlschmeckendes Kindermehl.

Alcool de Menthe Ricqlès, alkoholisches Destillat aus Pfeffer-
minzblättern, ca. 4 % Ol. Menth. piper. enthaltend.

Antiloup Perret, nach Dorvault ein mit Hilfe von Schweine-
schmalz bereiteter Auszug aus Kräutern wie: Herb. Verben.,
— Hyperici, Flor. Arnicae ꝛc.

Antikamnia, eine Mischung von Antifebrin und Natr. bicarbonic. mit etwas Koffein.

Apiol = Extr. spirit. Petroselini sem.

Arsycodyle Leprince enthält Natr. cacodylicum.

B.

Baume suisse Racine, unserem Empl. fusc. camphor. ähnlich.

Boldo-Verne, ein Auszug von Boldoblättern, der in 2 Arten in den Handel kommt: der Elixir wird kaffeelöffelweise, von den Tropfen 30—40 genommen.

Boricine Meissonier, Mischung von ungefähr gleichen Teilen Borax und Acid. boricum, bis zu $16\,{}^0\!/_0$ in kaltem, bis $30\,{}^0\!/_0$ in warmem Wasser löslich.

Bromidia (Battle). In 100 g sind ungefähr 15 g Kal. bromat., 15 g Chloralhydrat, 0,15 Extr. Hyoscyam., 0,15 Extr. Cannab. Indic., 2 Tropfen Ol. Aurant. cort. und der Rest Wasser enthalten.

C.

Cachets Limousin. Jedes Kachet enthält 0,025 Extr. Cascar. Sagrad.

Capsules d'Apiol. Gelatinekapseln mit (0,25 g) Extr. sem. Petrosel. spir.

Capsules de Goudron Guyot. Kapseln mit Goudron Guyot (siehe diesen).

Capsules Dartois. Jede Kapsel enthält 0,05 Kreosot in 0,2 Ol. jec. Asell. gelöst.

Capsules de Mothes. Gelatinekapseln mit Bals. Copaiv.

Capsules de Raquin. Balsam. Copaivae wird mit Magnes. ust. in feste Form übergeführt, in Kapselform gebracht und mit Zucker und Leim überzogen.

Capsules taenifuges Limousin vide Fougère mâle Limousin.

Cascara Midy. Pillen, deren jede Extr. und Pulv. Cascar. āā 0,05 g enthält.

Cascarine Leprince. Jede Pille enthält 0,01 g „Cascarine", d. i. ein konzentrierter Auszug aus Cascara Sagr.

Charbon Belloc ist Kohle vom Pappelbaum.

Charbon naphtolé Fraudin ist Carbo veget. mit Zusatz von β=Naphtol.

Chloral bromuré Dubois. In 100 g der Flüssigkeit sind 1,5 g Chloralhhdr., 2 g Kal. bromat. und Sir. cort. Aurant.

Chloral perlé Limousin. Dragées mit 0,25 g Chloralhhdrat.

Chloral Marye, eine konzentrierte Sublimatlösung (1 : 10) mit Cupr. sulfuric.

Chocolat Desbrière, Chokolade mit 10 %/₀ Magnes. usta und ein wenig Ol. Crotonis.

Cigarettes de Baudin, Papierzigaretten mit Acid. arsenicos.

Cigarettes de Dioscoride, dieselben.

Cigarettes d'Espic.

> Fol. Belladonn. 0,3, — Stramon. 0,15, — Phellandr. 0,05, — Hyosc. 0,15, Extr. Opii 0,013, Aqu. laurocer. qu. s. werden gemischt und, wie Tabak, in Seidenpapier ge= wickelt (Dorvault).

Cigarettes Giniez existieren in verschiedenen Sorten, so mit Belladonna-, Cannabis-, Camfor- 2c. Füllung.

Cigarettes indiennes.

> Man fügt der Mischung für „Cigarettes Espic" noch 0,1 g Fol. Cannab. indic. zu.

Cigarettes indiennes de Grimault, nach ähnlicher Vorschrift bereitet wie obige Cigar. indiennes.

Cigarettes de Raspail, mit Kampfer gefüllte Tuben.

Cigarettes de Trousseau.

> Fol. Stramon. werden mit einer Lösung von Extr. Opii imbibiert und in Papier geschlagen (Hager, Pharm. Pr.).

Coaltar Lebeuf wird bereitet aus 100 g Steinkohlenteer, den man mit 2,4 kg Tinct. Quillajae digeriert (Dorvault).

Cognac ferrugineux Golliez. In 100 Teilen sind 10 ccm Ferrioxychloridlösung (= 0,5 %/₀ Eisenoxyd) vermischt mit wahr= scheinlich 45 ccm Kognak und 45 ccm Wasser (B. Fischer).

Colchique Cocheux, eine Colchicum=Tinktur.

Colchisal (Midy), Kapseln mit einer Lösung von Colchicin in Methyl. salicylic.

Compresses „le Perdriel", ein desinfizierendes Fließpapier mit Kohlepulver.

Comprimés de Vichy, in Wasser aufbrausende Pastillen aus gepulverten Vichysalzen.

Comprimés Robin mit Natr. und Calc. glycerophosphor.

Crème Grolich, ein Coldcream mit Bism. subnitr. und Hydr. praec. alb. oder auch Zinc. oxyd.

Crème Iris.

Borac. 0,5. Talc. 2. Zinc. oxyd. 10. Ungt. Glycerin. 87,5. Tuberosenextr. qu. s. (B. Fischer).

Crème Simon, stark parfümierte Salbe mit Talc. und Zinc. oxydat.

D.

Dentifrice Auguet. Zahnwasser mit Salol.

Dialysés Golaz. Es gibt ca. 55 verschiedene „Dialysés Golaz"; es sind dies durch Dialysation bereitete, fluidextraktartige Auszüge frischer Drogen. 1 Teil „Dialysé" = 1 Teil der Droge.

Dragées Bengué enthalten Menthol, Cocain. mur. und Borax.

Dragées d'Ergotine de Bonjean. Jede Dragée enthält 0,15 g Ergotine.

Dragées Foucher mit Ferr. jodat. und Manna.

Dragées Gélis et Conté. Jedes Stück enthält 0,05 Ferr. lactic.

Dragées Gélineau mit Kal. bromat., Arsenik und Pikrotoxin.

Dragées Gille mit Ferr. jodat.

Dragées de Grimaud. Jede Dragée enthält 0,025 Secal. cornut. und 0,1 Ferr. plv. sbt.

Dragées du Dr. Hecquet mit Ferr. bromat.

Dragées Rabuteau, eisenhaltig.

E.

Eau de Botot. Gautier-Renault geben folgende Vorschrift an:

Fruct. Anis. 30. Caryophyll. 8. Cort. Cinnam. 8. Ol. Menth. 1,2. Branntwein 875; nach achttägiger Maceration füge man 4 g Tinct. Ambrae zu.

Eau de Léchelle.

Acid. carbol. Ol. Thymi āā 10. Acid. tannic. 20. Aqu. dest. 300. Aqu. aromatic. 200 (Hager, Pharm. Pr.).

Eau de Lubin.

Ol. Iridis 0,5, — Caryoph. 0,2, — Bergamott. 5, — Lavand. 3. Tct. Moschi 3. Tct. bals. tolut. 70. Spirit. 500 (Hager, Pharm. Pr.).

Eau de Lys de Lohse nach B. Fischer:

Talc. 4. Zinc. oxyd. 8. Glycer. 6. Aqu. Rosar. 82.

Elixir Bonjean, ätherische Flüssigkeit mit Menth. Catechu, Cort. fruct. Aurant., Thea chinens. ꝛc.

Elixir Bravais, bereitet aus Kola, Coca, Guarana, Cacao, Curaçao.

Elixir dentifrice des Bénédictins, alkoholischer Auszug verschiedener Drogen, wie: Caryophyll., Cort. Cinnam., Fruct. Anisi, Fol. Menth. ꝛc.

Elixir Grez ist ein Pepsinelixir mit Salzsäure.

Elixir Guillé nach Hager, Pharm. Pr.:

Tinct. Jalap. comp. 50. Tct. Chin., Elixir ad long. vit. āā 10. Sir. spl. 100.

Nach anderer Angabe: Tinct. Jalap. comp. Cod.

Elixir de Virginie.

Extr. Hamamel fluid. 30. Sir. cort. Aurant. 500. Tinct. Vanill. 20. Spirit. (80 %) 180. Aqu. 170. (Gautier und Renault.)

Emulsion Marchais. Jeder Kaffeelöffel voll dieser Emulsion enthält: Kreosot 0,1, Bals. tolut. 0,2, Calc. glycerophosphor. 0,2.

Emulsion Scott enthält 50 % Ol. jecor. Asell., 1 % Calc. hypophosphor., 0,5 % Natr. hypophosphor. Der Rest besteht aus Glycerin, Gummi arab., Wasser und ätherischen Ölen (Ol. Cinnamom.), etwas Vanillin ꝛc.

Evonymine Thibault. Jede Pille enthält 0,05 Extr. Evonymi und 0,01 Extr. Hyoscyami.

F.

Farine lactée Nestlé, ein Kindermehl, durch Eindampfen von Kuhmilch und Vermischen mit Zucker und Pflanzenmehl gewonnen.

Fer Bravais, ein durch Dialyse hergestellter Liqu. Ferr. oxyd.

Fer de Quévenne = Ferr. reduct. plv. subt.

Fougère mâle Limousin. Jede Kapsel enthält 0,5 Extr.
Filic. mar. aether. und 0,05 Hydr. chlorat. vap. par.

Feu français Olivier (veter.). Tinct. Cantharid. mit Tinct.
Euphorbii und Alkohol.

Furonculine, ein aus Bierhefezellen bestehendes Pulver von
blutreinigender Wirkung.

G.

Goudron Guyot, bereitet aus:
Pix vegetab. 25. Natr. carbonic. 25. Aqu. dest. 1 Liter
nebst parfümierenden Substanzen.

Gouttes Livoniennes; Kapseln, deren jede 0,075 Pix, 0,05
Kreosot und 0,075 Balsam. tolut. enthält.

Grains de santé du Dr. Franck, versilberte Pillen aus:
Aloës 0,06. Gummi Gutt. 0,03. Acid. boric. 0,01.

Grains de vie Clérambourg, aus Aloë, Extr. Chinae, Cort.
Cinnamom. und Mel bereitet.

Granules de Baumé, bereitet aus Fab. St. Ignatii, Sir. tolut.,
Sacch., Gummi arab.

Granules Catillon mit Extr. Strophanti und andere mit Stro-
phantin.

Granules Foucher, es gibt ca. 20 verschiedene Sorten von
„Granules Foucher".

Granules Houdé, es gibt verschiedene Sorten mit starkwirkenden Arzneimitteln wie Strychnin, Akonitin 2c.

Granules de Lépine mit 0,05 g Extr. Hydrocotyl. asiat.

Granules antimonieux Papillaud. Jedes Korn (0,1 g schwer)
enthält Bruchteile eines Milligramm Antimon. arsenicic.

I, J.

Injection Brou (nach Hager, Pharm. Pr.).
Opii, Catechu āā 0,5. Croci 1. fiat infus. 200. Plumb.
acet. 1,5. Zinc. sulfur. 3.

Injection Matico.
Cupr. acet. 0,25 : 200 Aqu. Matico.

Juglanrégine, eine Flüssigkeit, von der jeder Eßlöffel 0,01 Jod,
0,2 Extr. fol. Jugland. und 0,2 Calc. chlorhydrophosphor.
enthalten soll.

K.

Kefol, eine Genfer Spezialität, sind abgeteilte Pulver gegen Kopfschmerz, Neuralgie ꝛc.

Kélène = Aether. chlorat.

L.

Liqueur de Goudron vide Goudron Guyot.

Liqueur de Laville ist ein weiniger Auszug der Koloquinthen, denen Enzian, Convallaria, Colchicum, Scilla, Fraxinus, Hermodactylus beigemischt sein sollen; nach einigen Angaben ist er auch Chinin- und Veratrinhaltig.

Eine Vorschrift zur Nachahmung ist:
Chinin. sulfuric. 0,1. Extr. Colocynth. 0,05. Vin. sem. Colchic. 3. Tct. Veratr. virid. 12. Spiritus 12. Portwein ad 100.

M.

Musculine Guichon. Zweigrammige Pastillen, aus Fleisch bereitet.

Mycodermine Déjardin, Pillen aus Bierhefenextrakt.

N.

Neurosine Prunier. Der Sirup enthält 2 % Calc. glycerophosphoric. in Lösung.

Neuro-Präparate Chapotot sind aus Glycerophosphat und einem anderen Arzneimittel, wie Brom, Guajakol, Kola ꝛc. bereitete Arzneien.

O.

Odol, eine parfümierte, spirituöse Lösung von 2 % Menthol und 2 % Salol.

Ouate Pattison, eine Gichtwatte.

Ostéine Mouriès, ein Kindernährmittel.

Ovules Chaumel, Vaginalkugeln mit Ichthyol, Borsäure oder anderen Arzneikörpern.

P.

Panamine Rozière, aus Cort. Quillajae bereitete Pasta.

Papier d'Albespeyres, ein Kantharidenpflaster.

Papier d'Arménie ist Filtrierpapier, durchtränkt mit einer Mischung von Benzoëtinktur, Moschus=Myrrhentinktur, Rosenöl 2c.

Papier Fayard & Blayn ist im wesentlichen ein Empl. Minii, auf Seidenpapier gestrichen.

Papier Fruneau ist ein antiasthmatisches Papier, welches mit einer Aufschwemmung vegetabilischer Pulver (Stramonium, Belladonna 2c.) und mineralischer Salze (Kal. nitric.) durchtränkt ist.

Papier Eymonnet. Man legt drei Lagen Filtrierpapier aufeinander. Die eine Lage durchtränkt man mit Jodkaliumlösung, die mittlere läßt man trocken, die dritte imbibiert man mit einer Lösung von jodsaurem Kalium und Weinsäure. Diese drei Lagen, trocken aufeinandergelegt, bilden das „Papier Eymonnet", das, vor dem Gebrauche angefeuchtet, frisches Jod entwickelt.

Papier Rigollot, eine Spezialität Senfpapier.

Papier Wlinsi, ein Papier durchtränkt mit Tinct. Capsici, — Benzoës, — Euphorb.; die dunkle Farbe rührt von einem Zusatz von Sang. Draconis her.

Pastilles Belloc, aus Pappelbaumkohle bereitetes Papier.

Pastilles Brachat enthalten Codein. und Lactucarium mit Succ. Pini.

Pastilles Dethan. Jede Pastille enthält 0,2 g Kal. chloric., Zucker und etwas Tolubalsam.

Pastilles Géraudel, mit Pix liquida bereitete Pastillen.

Pastilles Houdé. In jeder Pastille = 0,003 Cocain. mur.

Pastilles Paterson enthalten Bismuth. subnitr. und Magnes. usta und sind aromatisiert mit Pfefferminz=, Zitronen=, Anis= und Orangenblütenöl.

Pastilles Poncelet enthalten Liqu. Picis, Ipecac., Rad. Liquirit., Codein. und Kal. chloric.

Pastilles de Vichy. Aus den Salzen der Vichyquellen bereitet (mit verschiedenen Aromen).

Pâte Berthé. Jedes Stück enthält 0,0005 Codeïn.

Pâte Georgé. Kleine rautenförmige Pastillen, die als wirksame Bestandteile Succ. Liquirit., Magnes. usta und etwas Morphin. enthalten.

Pâte Regnault, Hustenmittel bereitet aus:
Flor. pectoral. (Codic.) 50. Gummi arab. 300. Tinct. tolut. Aqu. 150. Sacchar. 250. (Gautier und Renault.)

Peptonate de fer Robin, eisen- und fleischsafthaltig.

Perles de Clertan, Perlen mit 5 cg Kreosot.
Außer diesen gibt es noch eine Serie von „Perles Clertan" mit Aether., Ol. Santali ꝛc. ꝛc.

Perles de Chapoteaut mit Pepsin.

Persodine, eine 1 °/₀ Lösung von Persulfaten.

Phenol Boboeuf, ein Desinfiziens.

Phosphate Leras, eine 1 °/₀ Lösung von Natr. und Ferr. pyrophosphoric. mit Natr. sulfuric.

Phosphatine Falières, ein Kindermehl; jeder Eßlöffel voll enthält 0,025 Calc. phosphoric.

Pilules américaines des Shakers.
Aus einer Masse von: Barbados-Aloë 2. Fruct. Colocynth., — Capsici, Gummi gutti, Scammonium āā 1. Podophyll. 2, Fruct. Zingib. 2 formt man Pillen von 0,15 g.

Pilules arsycodyle Leprince, Pillen mit Natr. cacodylic.

Pilules Blancard. Jede Pille enthält 0,05 Ferr. jodat.

Pilules Blaud. Jede Pille enthält āā 0,25 Ferr. sulfuric. und Kal. carbonic.

Pilules Bosredon. Pillen aus Aloë, Koloquinthen, Gummi gutti und Tartar. depurat.

Pilules Coirre. Jede Pille enthält 0,03 Podophyll. und 0,01 Extr. Belladonn.

Pilules Cronier.
Jodi 2,5. Ferr. reduct. 1. Chinin. sulfur. 1,5. Herb. Digital. 5. Extr. Gent. qu. s. f. pil. 100.

Pilules Dehaut, zuckerüberzogene Pillen aus Aloë, Gummi gutti, Extr. Taraxaci, Rad. Liquir.

Pilules Hogg, pepsinhaltig.

Pilules Laville aus Extr. Alkekenge comp. und Natr. silicic.

Pilules Louvard mit Eisen und Absinth.

Pilules Morison Moulin, ähnlich den Pilules Bontius des Kodex; sie sind in Tartar. depur. gerollt.

Pilules Moussette. Jede Pille enthält 0,0002 Aconit. cryst. und 0,005 Chinin.

Pilules Pinck. Dragées, mit roter Zuckermasse überzogen, in der Hauptsache aus Rhabarber und Eisen bestehend.

Pilules Rocher, Pillen mit Acid. benzoic.

Pommade Dupuytren, eine Haarpomade mit Medull. bov., Perubalsam, Tct. Cantharid., Mixt. oleos-balsam. und ätherischen Ölen.

Pommade Fontaine, mit Hydr. subnitric. bereitet.

Pommade Galopeau. Der wirksame Bestandteil der Salbe ist Acid. acetic.

Poudre Belloc, mit Carbo populi.

Poudre Cléry. Man kennt ein „Poudre Cléry" mit Belladonna, Kal. nitric. und Succ. Pini maritimi, und ein anderes zusammengesetzt aus Opium, Fol Belladonn., — Stramon., Kal. nitric.

Poudre Exibard besteht zu 60 %/o aus Kal. nitric., vermischt mit Fol. Belladonn., — Stramon., — Digital., — Lobeliae, Myrrh., Oliban., Fruct. Phellandr.

Poudre Rocher nach Gautier und Renault:
Fruct. Foenic., Rad. Liquir., Magnes. ust. āā 5.   Follicul. Sennae, Sulfur. dep. āā 10.   Sacch. 30.

Poudre Rogé besteht aus:
Magnes. ust. 8. — carbon. 4. Acid. citric. 26. Elaeosacch. Citri 50 (Gautier und Renault).

Q.

Quina Abric. Extrakt zur Selbstbereitung eines Liters Chinawein.

Quina Laroche ist ein Chinawein, aus verschiedenen Chinarinden mit Zusatz von Ferr. pyrophosphoric. bereitet.

Quina Rocher, Chinawein mit Glycerin.

R.

Revalescière du Barry nach Gautier und Renault: Linsenmehl mit Melasse gemischt.

Rheumatol, ein sehr kräftiges Linim. Junip. comp. gegen Rheumatismus.

S.

Santal Midy. In jeder Kapsel = 0,2 Ol. Santali.

Sel Sedlitz Chanteaud. Granulae mit Magnes. sulfur.

Sel de Pennès ist in der Hauptsache Natr. carbonic., dem Kal. bromat., Barium chlorat., Natr. chlorat., Natr. bicarbonic., einige andere Salze und ätherische Öle beigemischt sind.

Eine Vorschrift für Selbstbereitung von Sel de Pennès ist: Natr. carbonic. 250. Ol. Thymi, — Rosmarin. āā 50 gtt. Menge für ein Bad.

Siroline ist eine 6 % Lösung von Thiokoll. in Sir. cort. Aurant.

Sirop Aroud, eisenhaltig.

Sirop Aubergier ist ein Sirup, der 0,6 % Lactucarium und 0,3 % Extr. Opii enthält.

Sirop Berthé enthält 0,0075 % Codein. und etwas Aqua laurocer.

Sirop Briant. Formel aus Gautier und Renault:

Fruct. pectoral. 60. Flor. pect. 8. — Rhoead. 4. Gummi arab. 90. Mucil. rad. Altheae 60. Mucil. Lini 30. Aqu. flor. Aur. 60. Aqu. et Sacch. qu. s. p. 1 kg.

Sirop Churchill. Sirupe mit Calc. oder Natr. oder Ferr. hypophosphoric.

Sirop Crosnier mit Natr. sulfurat. und Liqu. Picis.

Sirop Delabarre. Sirup mit Extr. Croci und Succ. tamarindor.

Nach Hager, Pharm. Pr.: Tct. Croci 7,5. Tct. Ipecac. 1. Sir. Rhei. — Liquirit. āā 50.

Sirop de Dusart, Calc. phosphoric. und Acid. lactic. enthaltend.

Sirop de Fellow enthält Strychnin 0,06 g im Liter, Chinin 0,1 g und 5 % Natr. hypophosphor.

Sirop de Flon = Sirop Morphii (0,025 : 100), aromatisiert mit Aqu. laurocer. und gefärbt mit Cochenille.

Sirop Gélineau, ein Keuchhustensaft mit Kal. bromat., Chloral und etwas Arsenik.

Sirop de Gibert enthält in 100 g 3 g Kal. jodat. und 0,06 Hydr. bijodat.

Sirop de Grimault au raifort iodé enthält ca. 0,3 g Job auf 100 g „Sirop antiscorbutique" Codic.

Sirop Labélonye. Extr. Digital. fl. 0,1 : 100 g Sir. spl.

Sirop Lagasse, ein mit dem Safte von Pinus maritima bereiteter Sirup.

Sirop Lamouroux, ein aus Süßholz, Datteln, Lichen island., Herb. Pulmonar., Flor. Malv., — Altheae, — Rhoeados, — Violar., Fruct. Zizyphi bereiteter Hustensirup.

Sirop Laroze. Man kennt verschiedene Sorten „Sirop Laroze", so einen Sirup. Quassiae, einen Sirup. cort. Aurant. Der Sirop Laroze ioduré enthält 1 % Jodkalium; ein Sirop Laroze ist eisenhaltig, ein anderer bromhaltig.

Sirop Lépine ist mit Extr. Hydrocotyl. asiat. bereitet.

Sirop Henry Mure bromuré, eine Lösung von ca. 13 g Kal. bromat. in 100 g Sir. cort. Aurant.

Sirop Pagliano, eine italienische Spezialität, in Paris nachgemacht, ist ein Sirup, bereitet aus Res. Jalapp., — Scammon., Safran, Tamarinden und Rhabarber.

Sirop phéniqué Vial, mit Acid. carbolic. bereiteter Sirup.

Sirop Rami (Ramé, Ramos), mit Bromoform, Akonit, Tolubalsam, Codeïn und Kirschlorbeerwasser bereiteter Sirup.

Sirop Teyssèdre, ein Kindersirup mit Calc. bromat.

Sirop Zed. Sir. Codein. und Sir. tolut.

Solution du Dr. Clin. Die Lösung enthält 6 g Lithium salicyl. in 100 g.

Solution Coirre. Im Liter sind ca. 300 g Calc. phosphoric. gelatin.

Solution Houdé (de spartéine). 0,4 g Spartein. sulfur. in 100 g Lösung.

Solution Pautauberge. In 100 ccm 0,3 Calc. phosphor. und 0,6 g Kreosot enthaltend.

Solution Robin = Solut. Calc. glycerophosph.

Solution Sérafon pro inject. hypodermal. Eine ölige Lösung von Guajakol und Jodoform.

Sulfurine Langlebert, der Schwefelleber ähnlich.

6*

T.

Tamar indien Grillon. Konserven aus Pulp. Tamarind., Tub. Jalap. plv., Fol. Sennae plv. und Sacchar. bereitet.

Thapsia, Emplâtre de, im Kilogramm der Pflastermasse sind ca. 80 g Resin. Thapsiae.

Terpine Gonnon, eine Terpinhydratbereitung gegen Husten, Keuchhusten ꝛc.

Thé Chambard, gemischt aus:
Flor. Calendul., — Anthyll., Fol. Altheae, — Cassiae, — Malv., — Mercur., — Menth., — Hysopi, — Melissae, — Parietariae.

Thymol Doré, ein Antisepticum mit Ol. Thymi.

Tisane américaine des Shakers, ein aus abführenden Kräutern bereiteter Arzneitrank.

Topiques Chaumel. Unter diesem Namen faßt man die Ovulae, Suppositor., Bacilli ꝛc. „Chaumel" zusammen, die als Grundmasse eine Mischung von Glycerin mit Gelatine haben; dieser Grundmasse sind Arzneistoffe verschiedenster Art eingefügt.

V.

Valérianate Pierlot ist ein flüssiges Ammon. valerianic.

Vanadine Chevrier ist ein Vanadiumsalz in flüssiger Form, das tropfenweise eingenommen wird.

Vésicatoire Albespeyres, ein gestrichenes Kantharidenpflaster.

Vin Aroud kommt in verschiedenen Sorten in den Handel: als Chinawein mit Fleischsaft, als einfacher Wein mit Fleischsaft und als Chinawein mit Eisen.

Vin Bellini, aus Chinarinde und Kolombowurzel bereiteter Wein.

Vin Bravais. In 100 g spanischen Weines sind 2 g Extr. Cocae fl., 3 g Extr. Kolae fl., 0,5 Coffein. natr. benzoic. und eine Spur Vanillin enthalten.

Vin Bugeaud, ein spanischer Wein mit Chinarinde und Kakao.

Vin Castinel ist ein kreosothaltiger Wein mit Glycerin, Tolubalsam und Phosphaten.

Vin de peptone de Chapoteaut mit ca. 20 %/$_0$ Pepton und Eiweiß.

Vin Chassaing enthält Pepsin, Diastase, Sir. cort. Aurant.

Vin Coeytaux. Drei Weine: ein Pepsinwein, ein Peptonwein, ein Wein mit Calc. lactophosphoric.

Vin Defresne mit Pepton und Eiweiß.

Vin Désiles soll eine Mischung von China-, Kola-, und Koka- wein sein, dem verschiedene Chemikalien, wie Acid. tannic., Jod., Calc. phosphoric., Coffein. 2c. zugesetzt sind.

Vin Duflot, Wein bereitet aus Bulb. Scillae und mit Jod- jodkaliumlösung.

Vin Dusart enthält Calc. phosphoric. und Acid. lactic.

Vin de Gilbert Seguin, ein Chinawein.

Vin Girard, ein mäßig alkoholischer Wein mit Calc. phosphor., Acid. lactic., Acid. tannic., Jod.

Vin Labarraque (de quinium), ein Chinawein.

Vin Mariani, ein Kokawein, mit Bordeauxwein bereitet aus frischen Kokablättern.

Vin Moride enthält 1 g Jod im Liter.

Vin Nourry, ein jod- und tanninhaltiger Wein.

Vin Pesqui wird mit Hilfe von Bordeauxwein bereitet aus Cort. Chinae unter Zusatz einer Lösung von Uran. nitric., Lith. bromat., Pepsin und Glycerin.

Vin Robin ist Chinawein mit Kal. phosphor.

Vin de Vial, ein Chinawein mit Fleischsaft, Milchsäure und Calc. phosphoric.

Hager, Pharm. Pr., gibt folgende Vorschrift an: Calc. lactophosphor. 10. Ferr. citric. ammon. 3. Extr. Carnis 3. Extr. Chinae 10. Sherry und Malaga āā 250.

Vinaigre de Bully ist ein Destillat aus zahlreichen Kräutern. Dieser Spezialität in Geruch und Wirkung gleich kommt eine Mischung von Acid. acetic 50. Tct. Benz. 10. Aqu. Colo- niens. optim. 1 Liter.

Vinaigre de Pennès, ein Essig, der Acid. benzoic. und Acid. salicylic. enthält.

IV. Wichtige französische Mineralwässer.

Eau de St. Alban, doppeltkohlensaures Wasser, eisenhaltig.

Eau d'Alet, doppeltkohlensaures Wasser, kalkhaltig.

Eau d'Allevard, kalte Schwefelquelle, kohlensäurereich.

Eau d'Auteuil, eisenhaltiges Mineralwasser.

Eau de Barèges enthält Natr. sulfuric. und Natr. chlorat. in kleinen Quantitäten; ohne Kohlensäure.

Eau de Birmenstorf (Schweiz). Ein Liter enthält fast 20 g Natr. und Magnes. sulfuric.

Eaux-Bonnes nach Lefort:
> Natr. monosulfur. 0,085. Natr. sulfuric. 0,126. Calc. chlorat. 0,098. Natr. chlorat. 0,081 in Aqua 625 g.

Eau de Bourboule, Chlornatrium, Bikarbonate und etwas Arsenik enthaltend.

Eau de Brides, bis 7 g Magnes. und Natr. sulfuric. im Liter, etwas Alkali und Eisen, geringe Spuren von Jod (Kupfer, Arsenik).

Eau de Bussang nach Soubeiron im Liter kohlensäurehaltigen Wassers:
> Natr. carbonic. 0,16. Calc. sulfuric. 0,13. Magnes. sulfuric. 0,018. Calc. chlor. 0,16. Ferr. sulfuric. 0,11.

Eau de Cauterets, Schwefelquelle mit 0,2—0,24 Natr. sulfurat. im Liter.

Eau de Challes, alkalische Schwefelquelle mit Brom und Jod (0,47 Natr. sulfurat. im Liter)

Eau de Chateldon, ein kohlensaures Tafelwasser.

Eau de Chatel-Guyon enthält Chlorsalze, Karbonate und Eisen.

Eau de Condillac, kohlensaures, wenig alkalisches Tafelwasser.

Eau de Contrexéville. Dorvault gibt als Bestandteile einer Flasche = 625 g an:

Calc. sulfuric. 0,81. Magnes. sulfuric. 0,011. Calc. carbonic. 0,50. Magnes. carbonic. 0,076. Natr. carbonic. 0,013. Calc. chlorat. 0,05. Magn. chlor. 0,014. Ferr. sulfur. 0,05 und 5 g Kohlensäure.

Eau d'Evian, kalk- und bikarbonatehaltiges Wasser (sehr schwach).

Eau d'Enghien, reichlich Calc. sulfurat. enthaltend (bis zu 0,7 g im Liter).

Eau de Forges. Nach Soubeiron enthält das Wasser geringe Quantitäten von Calc. und Magnes. chlorat., Calc., Magnes. und Ferr. sulfuric. und freie Kohlensäure.

Eau de St. Galmier. Die Zusammensetzung dieses Wassers ist ähnlich der des künstlichen „Eau acidule saline" des Kodex, dessen Vorschrift lautet:

Calc. chlorat. 0,33. Magnes. chlorat. 0,27. Natr. chlorat. 1,1. Natr. carbon. 0,9. Natr. sulfuric. 0,1. Aqua 650. Acid. carbonic. qu. s.

Eau de Labassère. Nach Offian Henry im Liter 0,0464 Natr. sulfurat. enthaltend.

Eau de Marcols, ein Eisenwasser.

Eau de Mont-Dore enthält nach Soubeiron in 1 Liter kohlensäurehaltigen Wassers:

Natr. sulfuric. 0,53. Natr. chlorat. 0.69. Magnes. chlorat 0,59. Natr. bicarbon. 5,5. Calc. chlorat. 1,72. Ferr. sulfuric. 0,031.

Eau de Montmirail, ca. 15 g Natr. sulfuric. und Magnes. sulfuric. im Liter enthaltend (zusammen 15 g).

Eau d'Orezza enthält geringe Mengen Natr. carbonic., Ferr. sulfuric., weinsaure Salze, Kochsalz zc.

Eau de Passy. Nach Guibourt in 1 Liter:

Calc. sulfuric. 1,21. Magnes. sulfur. 0,11. Natr. sulfur. 0,18. Alumin. sulfur. 0,06. Ferr. sulfur. 0,18. Natr. chlorat. 0,25. Magnes. chlorat. 0,1 und Kohlensäure.

Eau de Plombières enthält im Liter neben Kohlensäure:
Natr. bicarb. 0,21. Calc. chlorat. 0,028. Natr. sulfuric.
0,016. Kal. ferrotartaric. 0,011 (Dorvault).

Eau de Pougues. Eine Flasche von 625 g kohlensäuregesät-
tigten Wassers enthält:
Calc. carbon. 0,6. Magnes. carbonic. 0,36. Natr. carbon.
0,75. Calc. sulfuric. 0,15. Natr. sulfuric. 0,38. Magnes.
chlorat. 0,46. Ferr. sulfuric. 0,043 (Dorvault).

Eau de Rennes, ein Eisenwasser.

Eau de Royat César, ein alkalisches Arsenik-Eisenwasser.

Eau de Royat St. Mart, ein Chlor-Lithiumwasser.

Eau de Royat St. Victor, ein Eisen-Arsenikwasser.

Eau de Salins, ein Chlor-Brom-Natriumwasser.

Eau de Saxon enthält nach Ossian Henry in 1 Liter:
Calc. und Magnes. iodat. 0,11, Calc. und Magnes. bromat. 0,04, dann Spuren von Phosphor und Eisen.

Eau de Soultzmatt, einfaches, stark kohlensaures Wasser, dem
„Eau gazeuse simple" des Kodex ähnlich.

Eau de Southenay = Lithiumquelle.

Eau de Vals. Die Wässer verschiedener Quellen kommen in
den Handel, hauptsächlich die der source St. Jean.

Es sind Mineralwässer mit 5—6—7 % Bikarbonaten
(Natr. bicarbonic., Kal. bicarbonic.), wenig Magnes. sulfuric. und Kochsalz.

Eau de Vichy.

Von den zahlreichen Vichyquellen sind die bekanntesten:
Vichy Grande-Grille mit 4,83 g Natr. bicarbonic. im
Liter; Vichy Célestins mit 5,13 g Natr. bicarbonic.; Vichy
Hôpital mit 5,00 g Natr. bicarbonic.; Vichy Hauterive
mit 4,68 g und die Kindern empfohlene schwächere Quelle
St. Yorre.

Alle Vichywässer haben dieselbe Wirkung; sie alle werden
gegen Leberkrankheiten, Magenbeschwerden, Diabetes ꝛc. angewendet, doch empfiehlt man Grande-Grille besonders
gegen Leberkrankheiten, Hôpital gegen Krankheiten des
Magens, Célestins und Hauterive gegen Gicht und Diabetes.

Eine Analyse der Quelle „Grande-Grille" hat nach Bauer im Liter des Mineralwassers finden lassen:

Natr. bicarbonic. 4,1, Calc. chlorat. 0,277, Natr. chlorat. 0,22, Kal. sulfuric. 0,2, Natr. silicic. 0,13, Acid. sulfuric. anhydr. 0,065, Magnes. chlorat. 0,04, sowie Spuren von Ferr. sulfuric., Natr. jodat., Natr. bromat., Natr. phosphoric., Alumin. chlorat., Stront. chlorat., Magnes. sulfuric. und Kohlensäure.

Dritter Teil.
Vokabularien.

———

I. Redensarten, Gespräche und Ratschläge.

Der Anfänger lasse sich die Ausdrücke und Sätze von einem Kenner der Sprache vorlesen, auf daß er mit der Phrase die richtige Aussprache lerne!

1. Redensarten und Gespräche.

Bonjour, monsieur![1])
Guten Tag!

Bonsoir, madame!
Guten Abend, gnädige Frau!

Que désirez-vous, mademoiselle?
Was wünschen Sie, Fräulein?

Que veux-tu, mon enfant?
Was möchtest du haben, Kind?

Qu'y-a-t-il pour votre service, monsieur?
Was steht Ihnen zu Diensten?

Am höflichsten:

En quoi pourrais-je vous servir, madame?
Womit kann ich Ihnen dienen, gnädige Frau?

En quoi puis-je vous être agréable, madame?

Voilà une ordonnance; faut-il attendre longtemps?
Hier ist ein Rezept; muß ich lange warten?

Non, monsieur, cela ne durera que quelques minutes.
Nein! das dauert nur einige Minuten.

Asseyez-vous, s'il vous plaît, je vous préparerai l'ordonnance tout de suite!
Setzen Sie sich, bitte, ich werde Ihnen das Rezept sofort bereiten!

Voulez-vous attendre ou passerez-vous plus tard (repasserez-vous)?
Wollen Sie warten oder später vorbeikommen?

---

[1]) Man setze stets monsieur, madame, mademoiselle der Anrede zu; der Franzose hält es für unhöflich, diese Worte fehlen zu lassen.

Avez-vous encore d'autres courses (comissions) à faire?	Haben Sie noch andere Besorgungen zu machen?
Non, monsieur, je préférerais attendre; est-ce long à préparer?	Nein! ich möchte lieber warten; wird es lange dauern?
Non, madame; un quart d'heure à peu près ou 20 minutes tout au plus!	Nein, $1/4$ Stunde ungefähr oder höchstens 20 Minuten!
Donnez-vous la peine de vous asseoir, s. v. p. (höflich!).	Setzen Sie sich gefälligst!
C'est vite fait!	Das geht schnell!
En avez-vous besoin aujourd'hui même?	Haben Sie davon noch heute nötig?
Oui, monsieur, je suis très pressé!	Ja! ich habe es sehr eilig!
Nous n'avons pas cette spécialité en magasin; il faut en faire venir; mais d'ici à demain nous en aurons!	Wir haben diese Spezialität nicht auf Lager; wir müssen sie erst kommen lassen, aber bis morgen werden wir sie haben!
Ne voulez-vous pas vous asseoir, mademoiselle?	Wollen Sie sich nicht setzen, Fräulein?
Merci bien, monsieur, je préfère être debout!	Danke schön! ich stehe lieber!
L'ordonnance, que j'ai apportée, est-elle prête?	Ist das Rezept fertig, welches ich gebracht habe?
Pas tout à fait, monsieur, mais en cinq minutes elle sera faite!	Noch nicht ganz; aber in fünf Minuten wird es gemacht sein!
Deux minutes encore, monsieur!	Noch zwei Minuten!
On m'a dérangé plusieurs fois, c'est pour cela que je suis un peu en retard.	Man hat mich mehrmals gestört, darum bin ich ein wenig zurück.
Combien faut-il en prendre?	Wieviel muß man davon nehmen?
Vous en prendrez une cuillerée à soupe toutes les deux heures.	Sie nehmen davon alle zwei Stunden einen Eßlöffel voll.
Vous prendrez une pointe de couteau de cette poudre dans un peu d'eau tiède.	Sie nehmen eine Messerspitze voll dieses Pulvers in ein wenig warmen Wassers.
Faut-il en prendre aux repas?	Muß man es zu den Mahlzeiten nehmen!
Il vaut mieux en prendre ou avant ou après les repas, pas pendant les repas!	Es ist besser, entweder vor oder nach dem Essen davon zu nehmen, nicht zum Essen!
Gardez-vous l'ordonnance?	Behalten Sie das Rezept?
Nous avons l'habitude de garder les ordonnances pour les copier. Il suffit de rapporter la bouteille	Wir behalten die Rezepte gewöhnlich zurück, um sie zu kopieren. Es genügt die Flasche (die Schachtel)

(la boîte), si vous voulez avoir l'ordonnance renouvelée!

zurückzubringen, wenn Sie das Rezept erneuert haben möchten! Wünschen sie sonst noch etwas?

Vous ne désirez pas autre chose, madame? (Rien d'autre, madame?)

Pas pour aujourd'hui; merci beaucoup, monsieur!

Für heute nicht; danke schön!

Merci à vous, madame!
Au revoir, monsieur!
Au revoir, madame!
Au plaisir, mon ami!

Besten Dank (Ihnen)!
Auf Wiedersehen!
Adieu!
Leb' wohl!

Est-ce vous qui avez apporté cette ordonnance?

Haben Sie dies Rezept gebracht?

Vous venez prendre l'ordonnance pour monsieur X.?

Sie wollen das Rezept holen für Herrn X.?

Vous avez remis une ordonnance? Pour qui était-elle prescrite?

Sie haben ein Rezept gebracht? Für wen war es verschrieben?

Avant de s'en servir il faut bien agiter la bouteille!

Vor dem Gebrauch gut umzuschütteln!

Dans un instant je serai à vos ordres, monsieur!

Sofort Ihnen zu Diensten!

Je suis tout de suite à vous, monsieur![1]

Sofort! Herr . . .!

Je vous demande pardon de vous avoir fait attendre, madame!

Entschuldigen Sie, daß ich Sie warten ließ!

Je voudrais bien des feuilles de . . . .?

Ich hätte gerne . . . blätter!

Combien en désirez-vous?
Quelles feuilles?
Je n'ai jamais entendu ce nom? Pour quoi faire?
Peut-être ces feuilles-ci?
Non, monsieur, ce n'est pas ça, que j'entends!

Wieviel wünschen Sie davon?
Was für Blätter?
Ich habe diesen Namen nie gehört? Wozu?
Vielleicht diese Blätter?
Nein, das ist nicht das, was ich meine!

C'est une ancienne drogue, que l'on n'emploie guère à présent!

Das ist eine alte Droge, welche man jetzt kaum mehr anwendet.

Mettez-moi pour quatre sous d'huile d'olives, s. v. p.[2]

Geben Sie mir für 20 Cts. Olivenöl!

---

[1] Monsieur, madame, mademoiselle kürzt der Franzose in der Schrift sehr häufig ab und schreibt M^r, Mme, Melle.
[2] Das in der französischen Sprache möglichst häufig anzuwendende: „S'il vous plaît" wird in der Schriftsprache s. v. p. abgekürzt.

L'huile d'olive s'est figée; il faut la mettre au chaud!

Das Olivenöl ist erstarrt, man muß es ins Warme setzen!

Croyez-vous que cela fera du bien?

Glauben Sie, daß dies gut tun wird?

Vous ne croyez pas que cela fera du mal?

Sie glauben nicht, daß dieses schaden wird?

Pas du tout, madame!

Nicht im geringsten!

Peut-on en donner à un enfant?

Kann man einem Kinde davon geben?

O oui, madame, le remède est inoffensif!

O ja! das Mittel ist unschädlich!

Ne confondez pas les deux bouteilles; le contenu de l'une est pour l'usage externe, de l'autre pour l'usage interne.

Verwechseln Sie nicht die beiden Flaschen; der Inhalt der einen ist für äußerlichen, der der anderen für innerlichen Gebrauch!

Ayez bien soin de la bouteille, vous savez qu'elle est fragile.

Nehmen Sie sich mit der Flasche in acht, Sie wissen, daß sie zerbrechlich ist.

Avez-vous peut-être l'occasion de me l'envoyer?

Haben Sie vielleicht die Gelegenheit, sie mir zu schicken?

Oui, madame, avec plaisir!

Ja! sehr gerne!

Quelle est votre adresse?
Où habitez-vous?

Wo wohnen Sie?

Où faut-il vous l'envoyer?

Wohin darf ich es Ihnen schicken?

Je vais vous en faire un seul paquet!

Ich werde Ihnen ein einziges Paket daraus machen!

Vous êtes très aimable, monsieur!

Sehr liebenswürdig!

J'y attacherai une ficelle!

Ich werde einen Bindfaden darum binden!

Ce n'est pas nécessaire, monsieur, ne vous donnez pas la peine!

Das ist nicht nötig; bemühen Sie sich nicht!

Comme vous voudrez, madame!

Wie Sie wollen!

Désirez-vous, que je vous l'enveloppe?

Wünschen Sie, daß ich es Ihnen einschlage?

Puis-je vous aider, madame?

Kann ich Ihnen helfen?

Pourrais-je vous être agréable?

Kann ich Ihnen behülflich sein?

Avez-vous peut-être des peaux de chat?

Haben Sie vielleicht Katzenfelle?

Non, madame, nous n'en avons pas en magasin; ce sont des articles anglais, que l'on ne demande ici que très rarement; mais si vous le désirez, je vous en procurerai!

Nein, gnädige Frau, wir haben keine auf Lager; das sind englische Artikel, welche man hier sehr selten verlangt; aber wenn Sie wünschen, werde ich Ihnen davon be- besorgen!

Quand pourriez-vous en avoir?

Wann könnten Sie davon haben?

Jusqu'après-demain au plus tard, j'en commanderai tout de suite par téléphone!

Bis übermorgen spätestens; ich werde sogleich telephonisch davon be- stellen!

Ayez la bonté de me l'envoyer contre remboursement dès que vous en aurez reçu.

Seien Sie so gut und schicken Sie es mir gegen Nachnahme, sobald Sie davon erhalten haben.

Est-ce que l'on peut conserver ce sirop?

Kann man diesen Sirup aufbewahren?

Oui, madame, le sirop de Codéine est le sirop qui se conserve le mieux (le plus longtemps), tandisque les autres sirops fermentent très vite!

Ja! der Codeinsirup ist derjenige Sirup, der sich am besten (am längsten) aufheben läßt, während die übrigen Sirupe sehr bald gären!

En peut-on donner aussi aux enfants?

Kann man auch Kindern davon geben?

Oui, madame, c'est un remède pour les enfants et pour les grandes personnes; il suffit d'en augmenter la dose, si l'on veut en donner aux adultes.

Ja! das ist ein Mittel für Kinder und für Erwachsene; es genügt, die Dosis zu vergrößern, wenn man Erwachsenen davon geben will.

Pourriez-vous me donner un flacon de vingt grammes d'Aconit?

Würden Sie mir 1 Fläschchen Akonit von 20 g geben können?

Je regrette beaucoup, madame, de ne pas pouvoir vous arranger, le poids que l'on peut donner sans prescription d'un médecin est limité à cinq grammes. (.... le poids, que nous pouvons en donner sans ordonnance, ne doit pas excéder 5 grammes.)

Ich bedaure sehr, gnädige Frau, Ihnen nicht dienen zu können; das Gewicht, welches man ohne Rezept eines Arztes geben darf, ist 5 g als Höchstgewicht. (... das Gewicht, welches wir ohne Rezept geben können, darf 5 g nicht überschreiten.)

Donnez-moi, s. v. p., un petit flacon de solution de Fowler!

Geben Sie mir, bitte, ein Fläschchen Fowlersche Lösung!

La liqueur de Fowler est d'un emploi très dangereux; il convient de la faire formuler par un médecin!

Die Fowlersche Lösung ist sehr gefährlich anzuwenden; es wäre ratsam, einem Arzte die Formulierung zu überlassen!

Qui est-ce qui vous a recommandé ce remède?

Wer hat Ihnen dieses Mittel empfohlen?

Pour quoi faire?

Was wollen Sie damit machen?

Combien voulez-vous en prendre?

Wieviel wollen Sie davon nehmen?

En avez-vous déjà eu?

Haben Sie schon davon gehabt?

Les gouttes doivent être conservées à l'abri de la lumière, autrement elles se décomposent.

Die Tropfen müssen vor Licht geschützt aufbewahrt werden, sonst zersetzen sie sich.

C'est moi qui ai la responsabilité si cette chose vous fait du mal!

Ich habe die Verantwortung, wenn diese Sache Ihnen schadet!

Connaissez-vous le mode d'emploi?

Kennen Sie die Gebrauchsanwendung?

C'est un poison pour un enfant; on ne doit pas dépasser dix gouttes à la fois!

Das ist Gift für ein Kind; man darf nicht mehr wie 10 Tropfen davon auf einmal geben!

Faites y attention! c'est du poison!

Nehmen Sie sich damit in acht! das ist Gift!

Prenez garde, d'en boire!

Trinken Sie ja nicht davon!

Ce remède ne doit être donné que sur ordonnance d'un médecin!

Dieses Heilmittel darf nur auf ärztliches Rezept hin gegeben werden!

Je vous le donne à regret, parce que c'est du poison!

Ich gebe es Ihnen ungern, weil es Gift ist!

Quel est votre médecin?

Wer ist Ihr Arzt?

Qui est-ce qui vous traite?

Wer behandelt Sie?

Pourriez-vous m'indiquer où demeure le médecin le plus rapproché?

Könnten Sie mir sagen, wo der nächste Arzt wohnt?

Allez tout droit jusqu'au bout de cette rue, vous y trouverez une maison toute blanche, c'est celle du Dr. X.!

Gehen Sie ganz geradeaus bis ans Ende dieser Straße, Sie werden dort ein ganz weißes Haus finden; es ist das des Herrn Dr. X.

L'heure des consultations est de onze heures à midi; peut-être le trouverez-vous déjà à présent chez lui; essayez-le!

Die Sprechstunde ist von 11—12 Uhr; vielleicht werden Sie ihn schon jetzt zu Hause finden; versuchen Sie's!

———

———

Je ne comprends pas le nom de ce remède; ayez la bonté de l'écrire sur cette feuille!

Ich verstehe nicht den Namen dieses Mittels; seien Sie so gut und schreiben Sie ihn auf dieses Blatt!

Tu as oublié le nom du remède, mon petit, rentre chez toi et demande qu'on te le donne par écrit sur un billet; le nom, que tu dis, est faux!

Du hast den Namen des Mittels vergessen, mein Kleiner, geh' nach Hause zurück und lasse ihn dir aufschreiben; der Name, den du nennst, ist falsch!

Permettez-moi de lire le billet; le nom ne peut pas être juste, je ne l'ai jamais entendu dire!

Erlauben Sie mir, den Zettel zu lesen; der Name kann nicht richtig sein; ich habe ihn niemals sagen hören!

Ne veux-tu que rendre la bouteille, mon enfant, ou veux-tu qu'on renouvelle cette potion?

Willst du nur die Flasche zurückgeben, mein Kind, oder willst du diese Arznei erneuert haben?

Vom Preise.

Quel est le prix?

Welches ist der Preis?

Combien vendez-vous cela?

Für wieviel verkaufen Sie dies?

Cela coûte combien?

Das kostet wieviel?

Ça nous fait combien?

Das macht wieviel?

Je vous dois combien?

Wieviel bin ich Ihnen schuldig?

Le prix est de trois francs par bouteille!

Der Preis ist 3 Fr. die Flasche!

L'emplâtre coûte 1 fr., le sirop 50 cts.; ça fait alors 1,50 fr. en tout!

Das Pflaster kostet 1 Fr., der Sirup 50 Cts.; das macht also im ganzen 1,50 Fr.!

C'est juste! Je vous remercie beaucoup, madame!

Richtig! Ich danke Ihnen vielmals!

Vous vous trompez, monsieur, cela coûte davantage!

Sie irren sich, das kostet mehr!

. . . . ça fait 50 cts. de plus!

. . . . das kostet 50 Cts. mehr!

L'autre jour je n'ai payé que cinq francs!

Neulich habe ich nur 5 Fr. bezahlt!

Êtes-vous sûr d'avoir payé 5 frs.?

Wissen Sie gewiß, daß Sie 5 Fr. be= bezahlt haben?

Alors je vous le laisserai pour le même prix!

Dann werde ich's Ihnen zum selben Preise lassen!

Puisque vous payez comptant je vous ferai une petite remise (es- compte)!

Da Sie bar zahlen, werde ich Ihnen einen kleinen Rabatt geben!

Combien avez-vous payé la der- nière fois, vous rappelez-vous?

Wieviel haben Sie das letztemal be- zahlt, entsinnen Sie sich?

Je n'ai pas assez d'argent sur moi, je vous ferai apporter le reste toute à l'heure!

Ich habe nicht Geld genug bei mir, ich werde Ihnen den Rest sofort bringen lassen!

(. . . je viendrai vous payer de- main!)

(. . . . ich werde Ihnen morgen zahlen!)

Cela ne presse pas, monsieur, envoyez-le quand il vous plaira (à l'occasion).

Das eilt nicht, schicken Sie es bei Gelegenheit!

Voilà le reste, que je vous dois!

Hier ist der Rest, den ich Ihnen schulde!

Jl ne fallait pas venir exprès!

Es war nicht nötig, extra zu kommen!

Ça coûte?

Das kostet?

5 frs. 50 cts., s. v. p., monsieur!

5 Fr. 50 Cts., bitte schön!

Je vous laisserai 5 frs. ici![1]

Ich werde Ihnen 5 Fr. da lassen!

Mais c'est cher, c'est très cher! A Paris nous ne payons que la moitié.

Aber das ist teuer, das ist sehr teuer! In Paris bezahlen wir nur die Hälfte.

Sans doute, madame! L'article est plus cher ici à cause des frais du transport et de la douane, qu'il faut payer!

Zweifelsohne! Der Artikel ist hier teurer wegen der Transportkosten und des Zolles, den man zahlen muß!

Vous trouvez cela cher?

Sie finden das teuer?

Les bons articles de caoutchouc sont toujours chers!

Die guten Kautschukartikel sind im- mer teuer!

---

[1] In Frankreich ist es Sitte, zu handeln, beziehentlich ein wenig vom Preise abzustreichen; in einem solchen Falle sagt man: „Je vous lais- serai" . . .!

7*

Ayez la bonté de marquer ces poudres à mon compte!

Seien Sie so gut und schreiben Sie diese Pulver auf mein Konto!

Payerez-vous cette pommade ou désirez-vous que je vous ouvre un compte?

Zahlen Sie diese Salbe oder wünschen Sie, daß ich Ihnen ein Konto öffne?

Faut-il marquer ces paquets au crédit de monsieur X.?

Sind diese Pulver aufs Konto des Herrn X. zu setzen?

Je le porterai au compte de monsieur X.!

Ich werde es für Herrn X. aufschreiben!

Je viens vous payer ma note!

Ich möchte Ihnen meine Rechnung zahlen!

Très bien, monsieur, ça fait 10,50 frs.; 9,50 frs. de retour; je vous remercie beaucoup, monsieur!

Sehr wohl! Das macht 10,50 Fr.; 9,50 Fr. zurück; ich danke bestens!

En voilà le reçu (la quittance)!

Hier die Quittung!

Le montant de votre note s'élève à 60 frs.!

Der Betrag Ihrer Rechnung beläuft sich auf 60 Fr.!

Désirez-vous que je vous donne quittance?

Wünschen Sie, daß ich Ihnen Quittung ausstelle?

O, ça ne vaut pas la peine, tracez-le seulement dans votre livre!

O, das ist nicht der Mühe wert, streichen Sie es nur in Ihrem Buche!

Pourriez-vous me rendre sur 100 frs.?

Könnten Sie mir auf 100 Fr. herausgeben?

Non, mademoiselle, je regrette beaucoup, mais je n'ai point de monnaie; nous sommes toujours en embarras pour la monnaie!

Nein, Fräulein, ich bedaure sehr, aber ich habe gar kein Kleingeld; wir sind immer mit Kleingeld in Verlegenheit!

Est-ce que monsieur le patron est à la maison?

Ist der Herr Chef zu Hause?

Monsieur X., est-il chez lui?

Ist Herr X. zu Hause?

Ai-je l'honneur de parler à monsieur X.?

Habe ich die Ehre, mit Herrn X. zu sprechen?

Non, monsieur, monsieur X. est sorti!

Nein! Herr X. ist ausgegangen!

(.... vient de sortir!)

(.... ist soeben ausgegangen!)

Monsieur X. est sorti, mais il rentrera tout de suite!

Herr X. ist ausgegangen, aber er wird gleich wiederkommen!

Monsieur X. dîne à présent, mais je vais l'appeler (... le sonner)!

Herr X. speist augenblicklich, aber ich werde ihn rufen (... ihm klingeln)!

Ne le dérangez pas! Dites-lui que je suis venu ....

Stören Sie ihn nicht! Sagen Sie ihm, ich sei gekommen ....

Saluez-le de ma part et ayez l'obligeance de lui remettre cette lettre!

Grüßen Sie ihn von mir, und haben Sie die Güte, ihm diesen Brief zu geben!

Je n'y manquerai pas!	Ich werde es thun!
Monsieur X. est venu vous voir!	Herr X. wollte Sie besuchen!
Qu'est-ce qu'il a voulu?	Was hat er gewollt?
Je ne le sais pas!	Ich weiß es nicht!
Il vous fait dire	Er läßt Ihnen sagen ....
On a présenté une traite pendant votre absence!	Man hat einen Chek in Ihrer Abwesenheit präsentiert!

Kurze Phrasen.

La maladie tombe!	Die Krankheit läßt nach!
La fièvre n'est pas encore coupée!	Das Fieber läßt noch nicht nach.
La quantité est suffisante.	Die Menge ist ausreichend.
D'où cela vient-il?	Woher kommt das?
Avoir mal à la gorge.	Halsweh haben.
Le mal de tête.	Das Kopfweh.
Avoir mal à la tête.	Kopfweh haben.
Avoir des maux de tête.	Kopfschmerzen haben.
Le mal de dents.	Die Zahnschmerzen.
Avoir mal aux dents.	Zahnschmerzen haben.
Avoir des maux de dents.	Zahnschmerzen haben.
Autant que possible.	Soviel als möglich.
Le plus possible.	Soviel als (eben) möglich.
Le plus tôt possible.	So früh als möglich.
Le plus vite possible.	So schnell als möglich.
Au moins ..., du moins ...	Wenigstens.
Tenir au sec.	Trocken aufbewahren.
À l'abri de la lumière.	Vor Licht geschützt.
Pour essai.	Versuchsweise.
Sous peu.	In kurzem.
Par cette raison.	Aus diesem Grunde.
A parler franchement.	Offen gesagt!
Comme vous voulez!	Wie Sie wünschen!
Comme il vous plaira!	Wie es Ihnen beliebt!
Cela va sans dire!	Das ist selbstverständlich!
Naturellement!	Natürlich!
C'est en règle!	Gut so!
Parfaitement!	Jawohl!
Malheureusement pas!	Leider nicht!
A votre service, monsieur!	Gern geschehen!
Pas de quoi!	Kein Grund! (Bitte!)
Je vous en prie!	Bitte schön!
Êtes-vous d'accord?	Einverstanden?
Comment se fait-il que ...?	Wie kommt es, daß ...?
Une erreur commise dans la pesée!	Ein beim Wiegen begangener Irrtum!
Explosible!	Feuergefährlich!

La chambre sent l'alcool! — Das Zimmer riecht nach Spiritus!

Cela passera! — Das geht vorüber!

Cela ne sera rien! — Das wird nichts zu bedeuten haben!

J'espère que ça ira mieux! (Meilleure santé!) — Gute Besserung!

Il serait à souhaiter, que la malade se rétablît bientôt! — Es wäre wünschenswert, daß die Kranke sich bald erhole.

Il s'en faut que ... — Es fehlt daran, daß ...

C'est beaucoup plus pratique! — Das ist viel praktischer!

C'est beaucoup plus agréable en usage! — Dies ist viel angenehmer im Gebrauch!

De quoi est-il mort? — An was ist er gestorben?

Elle est morte à l'age de soixante ans! — Sie ist im Alter von 60 Jahren gestorben!

L'homme va de mal en pis, il est paralysé de tous ses membres! — Dem Manne geht's immer schlechter, er ist an allen Gliedern gelähmt!

Monsieur X. s'en est plaint à moi! — Herr X. hat sich mir gegenüber beklagt!

Je n'en ai pas le temps! — Ich habe keine Zeit dazu!

Pour des riens! — Für nichts und wieder nichts!

Il ne dit mot! — Er sagt kein Wort!

Ni moi non plus! — Ich auch nicht!

Cela n'a pas pu se fondre! — Das kann nicht verschwunden sein!

Cela va être fini! — Das wird gleich fertig sein!

Cela se fait quelques fois. — Das kommt manchmal vor.

Je n'entends pas ce que vous dites; ayez la bonté de parler plus lentement! — Ich verstehe nicht, was Sie sagen; sprechen Sie, bitte, langsamer!

Cet emplâtre a vingt cm de long sur dix de large; enlevez-en la gaze! — Dieses Pflaster ist 20 cm lang und 10 breit; ziehen Sie die Gaze davon ab!

Prenez la poudre dans la bouche (sur la langue) et buvez une gorgée d'eau après! — Nehmen Sie das Pulver in den Mund (auf die Zunge) und trinken Sie einen Schluck Wasser hinterher!

Porter une bouteille droite! — Eine Flasche aufrecht tragen!

L'Éther s'évapore; il faut bien boucher la bouteille! — Der Äther verflüchtigt sich; man muß die Flasche gut verkorken!

Est-elle allitée? — Ist sie bettlägerig?

Passer au travers d'un tamis! — Durch ein Sieb schlagen!

C'est très bon; il n'y a rien de meilleur! — Das ist sehr gut; es gibt nichts Besseres!

Laisser à désirer! — Zu wünschen übrig lassen!

L'essentiel. — Das Wesentliche.

L'accessoire. — Das Nebensächliche.

La contrefaçon. — Die Nachahmung.

Contrefaire. — Nachmachen.

Se méprendre. — Sich vergreifen.

Combustible. — Verbrennbar.

Comestible.	Eßbar.
Ne vous dérangez pas, je vous en prie!	Lassen Sie sich, bitte, nicht stören!
Faites seulement!	(Bitte schön!) Lassen Sie sich nicht abhalten!
A l'avenir il faut y donner plus de soin (faire plus attention)!	In Zukunft muß man sich darin besser in acht nehmen!
Venez m'aider, s. v. p., garçon!	Helfen Sie mir, bitte, Bursche!
Donnez-moi, s. v. p., un petit coup de main!	Helfen Sie, bitte, einen Augenblick!
De quoi se compose ce remède?	Woraus besteht dieses Mittel?
Cette potion, en quoi consiste-elle?	Was enthält diese Arznei?
C'est bien dommage!	Das ist sehr schade!
L'efficacité de ce remède repose sur la présence de . . .	Die Wirksamkeit dieses Mittels beruht auf der Gegenwart von . . .
Il n'y a guère de remède . . .	Es gibt kaum ein Heilmittel . . .
Activer la guérison.	Die Heilung beschleunigen.
Affecté d'une maladie de cœur.	Herzkrank sein.
Il a mal au cœur.	Es wird ihm übel.
(Son cœur se soulève.)	
L'enfant ne va-t-il pas encore mieux?	Geht es dem Kinde noch nicht besser?
Ce remède est incontestablement supérieur à l'autre!	Dieses Mittel ist unbestreitbar besser als das andere!
Cela tient à ce que	Das kommt daher, daß . . . .
Pour ce qui est de ça vous vous trompez!	Was das anbetrifft, täuschen Sie sich!
Si vous voulez prendre le train de 6 heures, vous n'avez pas de temps à perdre!	Wenn Sie den 6 Uhr-Zug benützen wollen, haben Sie keine Zeit zu verlieren!
Aller chercher.	Holen.
Envoyer chercher.	Holen lassen.
Aller voir.	Besuchen.
Aller trouver.	Aufsuchen.
Venir chercher; venir prendre.	Abholen.
Envoyer porter; faire porter.	Schicken.

2. Ratschläge.

Allgemeines.

Vous avez mauvaise mine! où souffrez-vous?	Sie sehen schlecht aus! woran leiden Sie?
Quelle maladie avez-vous?	Was haben Sie für eine Krankheit?
Quelle est votre maladie?	
Je suis tout chose aujourd'hui!	Ich weiß nicht, was mir heute fehlt!

Je ne suis pas bien!

Mir ist nicht wohl!

Je me suis foulé la jambe!

Ich habe mir das Bein verstaucht!

Je crains que mes poumons ne soient attaqués!

Ich fürchte, daß meine Lungen angegriffen sind!

Rassurez-vous, madame, ce n'est qu'une légère indisposition!

Beruhigen Sie sich, gnädige Frau, das ist nur ein leichtes Unwohlsein!

Souffrez-vous souvent de l'estomac?

Leiden Sie häufig am Magen?

C'est le remède le plus efficace et le plus agréable à prendre!

Dies ist das wirksamste Mittel und am angenehmsten zu nehmen!

Pour obtenir un bon effet . . .

Um einen guten Erfolg zu erzielen . . .

A la rigueur . . .

Genau genommen . . .

Aux dépens de votre santé . . .

Auf Kosten Ihrer Gesundheit . . .

Cela vaut la peine d'être essayé!

Das ist der Mühe wert, versucht zu werden!

Vous ferez bien . . .

Sie werden gut tun . . .

Ça vous fera du bien!

Dies wird Ihnen gut tun!

C'est à votre risque!

Das geht anf Ihr Risiko!

L'enfant perce ses dents!

Die Zähne brechen beim Kinde durch!

Mouillez bien le taffetas anglais avant de vous en servir!

Befeuchten Sie gut das englische Pflaster, bevor Sie es auflegen!

La Lanoline est le meilleur agent émollient et adoucissant pour la peau!

Lanolin ist das beste erweichende und mildernde Mittel für die Haut!

. . . . prenez plutôt ça, vous obtiendrez les mêmes effets salutaires et une guérison aussi certaine!

. . . . nehmen Sie vielmehr dieses, Sie werden dieselben heilsamen Erfolge erzielen und eine ebenso gewisse Heilung!

Le Sousnitrate de bismuth se delaye très bien dans l'eau . . .

Bismuth. subnitr. verteilt sich sehr gut im Wasser . . .

L'Acide borique se dissout en petite proportion dans . . .

Borsäure löst sich in kleinen Mengen in . . .

Donnez-en régulièrement; cela sera bientôt passé!

Geben Sie regelmäßig davon; das wird bald vorüber sein!

Je viens vous demander un petit conseil, monsieur!

Ich möchte Sie um einen kleinen Rat bitten!

Mon enfant dort très peu, ne mange guère, tousse beaucoup et ne fait que crier! Qu'est-ce que je pourrais faire?

Mein Kind schläft sehr wenig, ißt kaum, hustet viel und schreit unaufhörlich! Was könnte ich da machen?

Il faudra aller chez un médecin!

Es würde gut sein, zum Arzte zu gehen!

C'est ce que j'ai déjà fait!

Das habe ich schon gethan!

Le docteur m'a ordonné une potion contre la fièvre, mais le remède a échoué, la fièvre n'est

Der Arzt hat mir eine Arznei gegen das Fieber verordnet, aber das Mittel hat nicht gewirkt; das Fieber

pas encore coupée et l'enfant ne cesse pas de tousser, il dépérit visiblement!

Finissez d'abord la potion et retournez alors chez le médecin. Je vous donnerais très volontiers quelque chose, mais il est plus prudent dans un cas pareil de consulter un médecin; du reste il est défendu au pharmacien d'ordonner des remèdes!

ist noch nicht vorüber und das Kind hustet unaufhörlich; es sieht sichtlich hin!

Geben Sie erst die Arznei zu Ende und kehren Sie dann zum Arzte zurück. Ich würde Ihnen sehr gerne etwas geben, aber es ist vorsichtiger in einem solchen Falle, einen Arzt zu fragen; übrigens ist es dem Apotheker verboten, Arzneimittel zu verordnen!

Husten und Halsentzündung. — La toux et l'inflammation de la gorge.

Avez-vous quelque chose de bon contre la toux, monsieur?

Oui, madame, est-ce pour un enfant ou pour une grande personne?

C'est pour ma petite fille qui tousse beaucoup!

Quel âge a-t-elle?

Elle a cinq ans!

Alors je vous donnerai une bouteille de sirop pectoral; c'est un très bon remède contre la toux; vous en donnerez une bonne cuillerée à café 5 à 6 fois par jour!

Dans de l'eau ou tout pur?

Vous le donnerez tel quel ou dans un demi verre d'eau sucrée, comme vous voudrez!

Haben Sie etwas Gutes gegen Husten?

Jawohl! soll es für ein Kind oder für einen Erwachsenen sein?

Es soll für meine kleine Tochter sein, die viel hustet!

Welches Alter hat sie?

Sie ist 5 Jahre alt!

Dann werde ich Ihnen eine Flasche Brustsaft geben; dieser ist ein sehr gutes Mittel gegen Husten; geben Sie 5—6 mal am Tage einen guten Kaffeelöffel voll davon.

In Wasser oder ganz rein?

Sie können ihn geben so wie er ist oder in ½ Glase Zuckerwasser, ganz wie sie wollen!

Je viens vous demander un petit conseil: mon enfant tousse beaucoup, maigrit visiblement et n'a point d'appétit?

A-t-il peut-être la coqueluche?

Je crois que oui!

Dans ce cas il vaut mieux consulter un médecin; mais si vous voulez avoir quelque chose pour le moment pour adoucir la toux, je vous donnerai un flacon de sirop.

Ich komme, Sie um einen kleinen Rat zu fragen: mein Kind hustet viel, magert sichtlich ab und hat durchaus keinen Appetit?

Hat es vielleicht den Keuchhusten?

Ich glaube, ja!

In diesem Falle ist es besser einen Arzt zu konsultieren, aber wenn Sie für den Augenblick etwas haben wollen, um den Husten zu mildern, so werde ich Ihnen eine Flasche Saft geben.

Où avez-vous attrapé votre rhume par ce beau temps?

Wo haben Sie sich Ihren Schnupfen (Ihre Erkältung) geholt bei diesem schönen Wetter?

J'ai souffert de quintes tout l'hiver!

Ich habe den ganzen Winter an Hustenanfällen gelitten!

Je vous préparerai une tisane, dont vous prendrez une tasse 4 fois par jour; et alors faites une infusion de fleurs de sureau pour transpirer un peu; cela rend la guérison de votre rhume plus facile!

Ich werde Ihnen einen Tee machen, von dem Sie viermal täglich eine Tasse nehmen werden, und dann bereiten Sie sich einen Fliedertee, um ein wenig zu schwitzen; das bringt Ihre Erkältung leichter zur Heilung!

Voilà toutes sortes de choses contre la toux!

Hier sind die verschiedensten Sachen gegen den Husten!

D'abord un Elixir béchique, puis une Pâte pectorale, des Bonbons pectoraux et enfin un Goudron!

Zuerst ein Brustelixir, dann eine Brustpasta, Brustbonbons und endlich ein Teerwasser!

Lequel est le meilleur?

Welches ist besser?

Ces remèdes sont tous bons, mais l'un est plus fort et plus efficace que l'autre; de mon avis le meilleur moyen contre la toux est le Suc béchique, mais en même temps le plus cher!

Alle diese Mittel sind gut, aber das eine ist kräftiger und wirksamer als das andere; das beste Mittel gegen Husten, meiner Ansicht nach, ist der Brustelixir, aber gleichzeitig auch das teuerste!

Ça ne fait rien (oder Peu importe); j'en prendrai une bouteille.

Das macht nichts; ich nehme eine Flasche!

En voilà des pastilles!

Hier sind Pastillen!

Vous en laisserez fondre de temps en temps une pastille dans la bouche sans la mâcher!

Sie lassen von Zeit zu Zeit eine Pastille im Munde schmelzen ohne sie zu kauen!

Vous en sucerez une pastille toutes les heures de manière que le suc passe lentement la gorge!

Lutschen Sie stündlich eine Pastille derart, daß der Saft langsam durch die Kehle gehe!

Je vous donnerai un gargarisme au chlorate de potasse. Vous vous gargariserez de temps en temps, mais ayez soin de ne pas en avaler, le chlorate de potasse ne fait pas du bien à l'estomac.

Ich werde Ihnen ein Gurgelwasser mit chlorsaurem Kalium geben. Gurgeln Sie damit von Zeit zu Zeit, aber nehmen Sie sich in acht, daß Sie nichts davon hinunterschlucken; chlorsaures Kalium ist nicht gut für den Magen!

Schnupfen. — Le rhume du cerveau.

Voilà une boîte de Mentholine, le meilleur remède contre le rhume du cerveau!

Hier ist eine Schachtel Mentholin, das beste Mittel gegen den Schnupfen!

Vous priserez un peu de cette poudre de temps en temps; ça vous soulagera très bien!

Schnupfen Sie ein wenig von diesem Pulver von Zeit zu Zeit; das wird Ihnen gute Erleichterung schaffen!

Kopfschmerzen. — Les maux de tête.

Les maux de tête disparaissent très souvent après l'usage d'une poudre d'Antipyrine.

Vous en prendrez une poudre tout de suite, vous resterez tranquille pendant 2 heures et si les maux de tête n'ont pas disparu au bout de ce temps, vous prendrez encore une poudre!

L'Antipyrine est soluble dans de l'eau!

Kopfschmerzen verschwinden sehr häufig nach Gebrauch eines Pulvers Antipyrin.

Nehmen Sie gleich ein Pulver, verhalten Sie sich 2 Stunden ruhig, und wenn die Kopfschmerzen nicht verschwunden sind nach Ablauf dieser Zeit, so nehmen Sie noch ein Pulver!

Antipyrin ist wasserlöslich.

Zahnschmerz. — Le mal de dents.

Avez-vous un bon remède contre les maux de dents? Je souffre tellement que je ne peux plus le supporter!

Oui, madame, nous avons de très bonnes gouttes calmantes contre les maux de dents.

La dent est-elle creuse?

Oui, monsieur!

Vous prendrez alors une ou deux de ces gouttes, vous les mettrez sur un peu de coton dans la dent creuse et ensuite vous badigeonnerez la gencive avec un peu de ce liquide. Mais ne vaudrait-il pas mieux que vous fassiez arracher la dent creuse par un dentiste?

Haben Sie ein gutes Mittel gegen Zahnschmerzen? Ich leide dermaßen, daß ich's nicht mehr aushalten kann!

Ja! wir haben sehr gute Beruhigungstropfen gegen Zahnschmerzen.

Ist der Zahn hohl?

Ja!

Nehmen Sie 1—2 Tropfen davon, stecken dieselben, auf ein wenig Watte, in den hohlen Zahn, und darauf pinseln Sie das Zahnfleisch mit dieser Flüssigkeit. Aber wäre es nicht besser, Sie ließen den hohlen Zahn durch einen Zahnarzt ausziehen?

Zahnpulver und =wasser. — De la poudre et de l'eau dentifrice.

Je vous recommande cette poudre dentifrice; elle empêche la carie des dents, rend l'émail d'une blancheur incomparable, elle est très agréable au gout, très

Ich empfehle Ihnen dieses Zahnpulver; es verhindert die Zahnfäule, verleiht dem Schmelz unvergleichliche Weiße und ist sehr angenehm im Geschmack, sehr sorg=

soigneusement préparée et par-
fumée d'un parfum extraordinairement fin!

L'eau dentifrice, préparée d'après
la formule d'un célèbre dentiste,
fortifie la gencive, désinfecte la
bouche, enlève la mauvaise ha-
leine et empêche la carie des
dents!

fältig zubereitet und mit außer-
gewöhnlich feinem Parfum parfümiert.

Das Zahnwasser, bereitet nach der
Formel eines berühmten Zahn-
arztes, stärkt das Zahnfleisch, des-
infiziert den Mund, nimmt den
üblen Atem und verhindert das
Faulen der Zähne!

Haarpflege. — Traitement des cheveux.

Avez-vous quelque chose contre
la chute des cheveux?

Oui, madame, nous avons l'Eau
de Quinine, qui empêche la
chute des cheveux et enlève les
pellicules. Vous frotterez la peau
de la tête (oder: le cuir chevelu)
chaque matin comme il faut avec
cette eau et sécherez-la alors bien.
Tous les huit jours vous laverez
la tête avec de l'eau de savon!

Haben Sie etwas Gutes gegen Haar-
ausfall?

Ja! wir haben ein „Eau de Quinine", welches den Ausfall der
Haare verhindert und die Kopf-
schuppen wegnimmt. Sie reiben
jeden Morgen die Kopfhaut gründlich mit diesem Wasser ein und
trocknen sie alsdann gut ab. Alle
acht Tage würden Sie den Kopf
mit Seifenwasser waschen!

Magen, Verdauung, Verstopfung. — L'estomac, la digestion, la constipation.

Étes-vous constipé?

Oui, monsieur, souvent! et je
souffre très souvent de tran-
chées!

Je vous recommande de prendre
d'abord un purgatif comme
l'huile de ricin, la Poudre de
réglisse composée, l'Extrait de
Salsepareille ou un thé purgatif!

Lequel est le meilleur purgatif?

Ça dépend! — L'huile de ricin
est très efficace, mais un peu
forte, elle échauffe l'estomac,
tandisque notre tisane purgative refraîchissante n'est point
du tout échauffante, elle vous
procurera du soulagement. Vous
en prendrez une tasse chaque

Sind Sie verstopft?

Häufig, jawohl! und ich leide oft
an Leibschneiden!

Ich empfehle Ihnen zuerst ein Abführmittel zu nehmen, wie Ricinusöl, Brustpulver, Sarsaparill-
extrakt oder einen abführenden
Tee!

Welches ist das beste Abführmittel?
Je nachdem! — Ricinusöl ist sehr
wirksam, aber ein wenig kräftig,
es erhitzt den Magen, während
unser Abführ- und Erfrischungs-
tee nicht im mindesten reizend
wirkt; er wird Ihnen Erleichterung verschaffen. Sie nehmen
jeden Morgen nüchtern eine Tasse

matin à jeun et ça pendant dix à quinze jours.

Combien faut-il en prendre pour une tasse.

Une pincée pour chaque tasse d'eau bouillante! On laisse infuser un quart d'heure, on passe et sucre à volonté!

J'ai pris jusqu'à présent de l'eau hongroise, mais j'ai trouvé qu'elle n'est plus guère efficace!

Je crois bien, monsieur! Il ne faut pas prendre trop longtemps du même purgatif; on s'habitue très facilement à de tels remèdes. Il faut les alterner souvent!

Ce thé, en quoi consiste-il?

Il est composé de plantes essentiellement laxatives et refraîchissantes, de plantes comme:

. . . .

Il est dans cette composition un refraîchissant très doux, un laxatif léger, qui n'échauffe pas et c'est pour cela, qu'il remplace très avantageusement l'huile de ricin.

Avez-vous quelque chose pour ma femme, elle n'a point d'appétit?

Est-elle constipée?

A-t-elle des crampes d'estomac?

La langue est-elle chargée?

Je vous donnerai la Teinture de Quinquina composée; elle est très bonne pour ouvrir l'appétit!

Comment faut-il s'en servir?

On en prend trente gouttes dans une cuillerée à soupe d'eau ou sur un morceau de sucre une demie heure avant les principaux repas.

davon, und zwar 10 bis 15 Tage lang.

Wieviel muß man für eine Tasse nehmen?

Eine Prise für jede Tasse siedenden Wassers! Man infundiert eine Viertelstunde lang, seiht durch und zuckert nach Belieben!

Ich habe bis jetzt ungarisches Bitterwasser genommen, aber ich habe gefunden, daß es kaum noch wirksam ist!

Ich glaub's wohl! Es ist nichts wert, zu lange vom gleichen Abführmittel zu nehmen; man gewöhnt sich sehr leicht an solche Mittel. Man muß sie häufig wechseln!

Woraus besteht dieser Tee?

Er ist zusammengesetzt aus Pflanzen, die hauptsächlich abführend und erfrischend wirken, Pflanzen wie:

. . . .

Er ist in dieser Zusammensetzung ein mildes Erfrischungsmittel, ein leichtes Abführmittel, welches nicht erhitzend wirkt und aus diesem Grunde ersetzt er in sehr vorteilhafter Weise das Ricinusöl.

Haben Sie etwas für meine Frau, sie hat gar keinen Appetit?

Ist sie verstopft?

Hat sie Magenkrämpfe?

Ist die Zunge belegt?

Ich werde Ihnen zusammengesetzte Chinatinktur geben; diese ist sehr gut, um den Appetit zu heben!

Wie wendet man dieselbe an?

Man nimmt 30 Tropfen davon in einem Eßlöffel Wasser oder auf einem Stück Zucker 1/2 Stunde vor den Hauptmahlzeiten.

Je vous donnerai un flacon d'Extrait de Quinquina suffisant pour la préparation instantanée d'un litre de Vin de Quinquina. Vous verserez le contenu de ce flacon dans un litre de bon vin rouge, de Madère ou de Malaga!

Vous prendrez de ce vin un verre à liqueur avant chaque repas; cela ouvrira l'appétit!

Pourrais-je aussi donner du Bicarbonate de soude?

On prend le Bicarbonate de soude pour neutraliser l'acide de l'estomac (quand celui-ci fait roter)!

———

Mon mari digère mal; avez-vous peut-être quelque chose pour lui?

Je vous recommande le Vin de Pepsine, remède spécial pour faciliter la digestion; il se prend immédiatement après les repas. On pourrait aussi prendre un mélange de Vin de Pepsine avec le Vin de Coca. Ce vin est d'une efficacité certaine dans le cas de faiblesse d'estomac; il excite la sécrétion du suc gastrique et facilite la digestion.

Rheumatismus. — Le Rhumatisme.

Voudriez-vous me donner un bon remède contre les douleurs?

Avez-vous déjà essayé quelque chose?

Pas encore, monsieur!

Alors faites d'abord des frictions avec de l'Alcool camphré. Vous en verserez un peu sur un chiffon de laine et vous frotterez fortement les taches douloureuses. C'est une friction à très bon marché; si elle ne suffit

---

Ich werde Ihnen ein Fläschchen Chinaextrakt geben, hinreichend groß für die augenblickliche Bereitung eines Liters Chinawein. Sie gießen den Inhalt dieses Fläschchens in ein Liter guten Rotweins, Madeiras oder Malagas!

Sie nehmen von diesem Weine ein Likörglas vor jeder Mahlzeit; das gibt Appetit!

Könnte ich auch doppeltkohlensaures Natron geben?

Man nimmt doppeltkohlensaures Natron, um die Magensäure zu neutralisieren (wenn diese rülpsen macht)!

———

Mein Mann verdaut schlecht; haben Sie vielleicht etwas für ihn?

Ich empfehle Ihnen Pepsinwein, Spezialmittel um die Verdauung zu fördern; er wird unmittelbar nach den Mahlzeiten genommen. Man könnte auch eine Mischung von Pepsinwein mit Kokawein nehmen. Dieser Wein ist von sicherer Wirksamkeit in Fällen von Magenschwäche; er regt die Absonderung von Magensaft an und erleichtert die Verdauung.

Würden Sie mir ein gutes Mittel gegen Gichtschmerzen geben?

Haben Sie schon etwas versucht?

Noch nicht!

Dann machen Sie zuerst Einreibungen mit Kampferspiritus. Sie gießen ein wenig davon auf einen wollenen Lappen und reiben kräftig die schmerzenden Stellen. Diese Einreibung ist sehr billig; genügt sie nicht, so nehmen Sie Baume tranquille mit

pas, vous prendrez du Baume tranquille chloroformé, de l'Opodeldoch ou de notre Pain-Expeller, frictions plus fortes, mais aussi plus chères.

Essayez d'abord ça!

N'avez-vous pas un moyen à boire contre les douleurs?

Oui, monsieur! Nous avons plusieurs remèdes contre le rhumatisme pour l'usage interne, par exemple le Salicylate de soude, le Carbonate de lithium etc.; mais il vaudrait mieux faire doser ces moyens par un médecin!

Chloroform, Opodeldok oder von unſerem Pain-Expeller, Einreibungsmitteln, die zwar kräftiger, aber auch teurer ſind.

Verſuchen Sie zuerſt dieſes!

Haben Sie keine Mittel, um es gegen rheumatiſche Leiden zu trinken?

O ja! Wir haben mehrere Mittel gegen Rheumatismus für innerlichen Gebrauch, zum Beiſpiel: ſalicylſaures Natron, kohlenſaures Lithium ꝛc.; aber es iſt beſſer, dieſe Mittel durch einen Arzt doſieren zu laſſen!

Wunden. — Des Blessures.

Je me suis blessé le doigt. Qu'est-ce que je pourrais faire?

Faites voir, s. v. p.!

La plaie est très grande; il vaudrait mieux la faire coudre par un médecin!

O non, monsieur! Je n'aime pas ça!

Eh bien! je vous mettrai un bandage, mais je vous dis d'avance: ainsi la blessure se guérit beaucoup plus lentement que si vous la faisiez coudre!

Que faut-il faire?

Vous nettoyerez d'abord la plaie comme il faut avec de l'eau phéniquée; alors vous la saupoudrez avec du Jodoforme, vous mettrez un peu de coton làdessus et enfin vous y attacherez une bande!

Avez-vous toutes ces choses chez vous ou voulez-vous en prendre?

Donnez-m'en sauf l'eau phéniquée, j'en ai encore un peu à la maison!

Ich habe mir den Finger verletzt! Was könnte ich dafür tun?

Laſſen Sie, bitte, ſehen!

Die Wunde iſt ſehr groß; es wäre beſſer, ſie durch einen Arzt nähen zu laſſen!

O nein! Ich liebe das nicht!

Nun gut! ich werde Ihnen einen Verband legen, aber ich ſage Ihnen im voraus: die Wunde heilt ſo viel langſamer, als wenn Sie ſie nähen laſſen würden!

Was muß man tun?

Zuerſt reinigen Sie die Wunde gründlich mit Karbolwaſſer, dann überpudern Sie dieſelbe mit Jodoform, legen ein wenig Watte darauf und zuletzt binden Sie eine Binde darum!

Haben Sie alle dieſe Sachen zu Hauſe oder wollen Sie davon mitnehmen?

Geben Sie mir ſie mit außer Karbolwaſſer, von dem ich noch ein wenig zu Hauſe habe!

Brandwunden. — Des Brûlures.

Je vous mélangerai une bouteille de Liniment contre les brûlures. Avant de vous en servir vous agiterez bien la bouteille et alors vous ferez des compresses à l'aide d'un chiffon; plus tard il faut panser la tache brûlée, parceque l'air est très nuisible aux brûlures!

Ich werde Ihnen eine Flasche Brand=liniment mischen. Bevor Sie sich dessen bedienen, schütteln Sie die Flasche gut um, und dann machen Sie Kompressen mit Hilfe eines Lappens; später muß die ver=brannte Stelle verbunden werden, weil die Luft den Brandwunden sehr schädlich ist!

Insektenstiche. — Des Piqûres d'insectes.

On prend de l'ammoniaque ou un crayon alcalin contre les piqûres des insectes pour neutraliser l'acide de l'insecte; mais on doit employer ces moyens immédiate-ment après être piqué; plus tard il ne reste plus qu'à faire des com-presses sur les taches gonflées.

Man nimmt Ammoniak oder einen Alkalistift gegen Insektenstiche, um die Säure des Insektes zu neu=tralisieren; aber man muß diese Mittel unverzüglich nach dem Stechen anwenden; später bleibt nur übrig, Kompressen auf die geschwollenen Stellen zu machen.

Wurmmittel. — Remèdes contre les vers.

Pourriez vous me donner quelque chose pour faire passer les vers?
Oui, madame, est-ce pour un en-fant?
Oui, monsieur, pour 2 enfants, l'un a 2 ans et l'autre 4 ans.
Eh bien! Nous avons plusieurs choses pour chasser les vers: des tablettes vermifuges en cho-colat et en sucre, des dragées contre les vers et enfin des poudres.
Les poudres sont pour des grandes personnes ou pour des enfants de 12 à 16 ans.
Pour des enfants de l'âge indiqué je vous recommande nos dragées vermifuges.
Vous en donnerez au petit enfant 2 pièces par jour, l'une le ma-tin à jeun, l'autre le soir avant

Können Sie mir ein Mittel geben, das die Würmer vergehen macht?
Ja, gnädige Frau; ist es für ein Kind?
Ja! für 2 Kinder, das eine ist 2, das andere 4 Jahre alt.
Gut! Wir haben mehrere Sachen, die Würmer zu vertreiben: Wurm=tabletten aus Chokolade und Zucker, Dragées gegen die Würmer und endlich noch Pulver.

Die Pulver sind für Erwachsene oder für Kinder im Alter von 12 bis 16 Jahren.
Für Kinder genannten Alters em=pfehle ich Ihnen unsere Wurm=Dragées.
Sie geben dem kleinen Kinde zwei Stück davon, das eine morgens nüchtern, das andere abends vorm

de se coucher; à l'autre enfant vous donnerez trois fois par jour une dragée.

A la fin de la cure vous donnerez un petit purgatif à chaque enfant: de la Poudre de réglisse composée par exemple, ou quelqu' autre chose.

Schlafengehen; dem anderen Kinde geben Sie dreimal täglich ein Dragée.

Am Ende der Kur geben Sie jedem Kinde ein kleines Abführmittel: Brustpulver zum Beispiel oder irgend eine andere Sache.

Hautausschlag. — L'eczéma.

J'ai un eczéma dans la figure (sur la main): pourrais-je y mettre de la Vaseline?

Ce n'est pas tout que d'employer un peu de vaseline; il faut prendre une chose beaucoup plus forte, par exemple la Pâte de Lassar; la Vaseline est trop faible pour ça!

Vous mettrez chaque soir une mince couche de cette pâte sur l'eczéma; le lendemain vous nettoyerez bien l'eczéma de la graisse et vous y mettrez une nouvelle couche!

Ich habe einen Ausschlag im Gesicht (auf der Hand); könnte ich Vaseline darauf tun?

Es genügt nicht, ein wenig Vaseline anzuwenden; man muß eine viel kräftigere Sache anwenden, z. B. Lassarsche Pasta; Vaseline ist zu schwach dafür!

Legen Sie jeden Abend eine dünne Schicht dieser Pasta auf den Ausschlag; am nächsten Morgen reinigen Sie den Ausschlag gut vom Fette und legen eine neue Schicht auf!

Warzen. — Des verrues.

Voici un crayon de Pierre infernale!

Il faut mouiller d'abord la surface de la verrue (mais jamais la pierre elle-même, elle brûlerait la langue!) avec une goutte d'eau et alors vous frotterez la verrue mouillée avec ce crayon une à deux fois par jour.

N'avez-vous rien d'autre contre les verrues? la pierre infernale rend la peau noire!

O oui, madame! L'acide azotique par exemple! Mais c'est un moyen un peu dangereux à employer parcequ'il fait très facilement des trous dans la peau;

Hier haben Sie einen Höllensteinstift!

Befeuchten Sie zunächst die Oberfläche der Warze (niemals aber den Stift selbst, er würde die Zunge verbrennen!) mit einem Tropfen Wasser, und dann reiben Sie die befeuchtete Warze mit diesem Stifte ein- bis zweimal täglich ein.

Haben Sie nichts anderes gegen die Warzen? Höllenstein brennt die Haut schwarz!

O ja! Salpetersäure zum Beispiel! Aber dieses Mittel ist ein wenig gefährlich anzuwenden, weil es sehr leicht Löcher in die Haut brennt; im übrigen macht es die Haut

du reste il rend la peau jaune,
aussi désagréable que la verrue
noire!

gelb, ebenso unangenehm als eine
schwarze Warze!

Mundfäule. — Des aphthes.

Un très bon remède contre les
aphthes est le miel boraté!
Vous badigeonnerez la bouche (la
langue) de l'enfant deux fois par
jour avec ce miel boraté à l'aide
d'un pinceau.

Ein sehr gutes Mittel gegen Mund=
fäule ist Boraxhonig!
Sie pinseln den Mund (die Zunge)
des Kindes zweimal täglich mit
diesem Boraxhonig mit Hilfe eines
Pinsels.

Blutarmut. — L'anémie.

Contre l'anémie on recommande
les préparations de fer comme
la liqueur à l'albuminate de fer.
Vous en prendrez deux à trois
fois par jour un verre à liqueur
pendant les repas. On continue
la cure deux ou même trois mois
en évitant de manger des plats
aigres (des salades etc.).

Gegen Blutarmut empfiehlt man
Eisenpräparate, wie Eisenalbu=
minatlikör. Sie nehmen zwei= bis
dreimal täglich ein Likörglas voll
davon während der Mahlzeiten.
Man setzt die Kur 2 oder selbst 3
Monate fort, muß aber vermeiden,
saure Gerichte (wie Salat 2c.) zu
essen.

Augen. — Les yeux.

Les yeux sont très delicats, soyez
prudent! Il vaudrait mieux aller
chez un médecin, mais si vous
désirez, je vous donnerai un
collyre pour faire des compresses sur les yeux.
Ne frottez pas l'œil!

Die Augen sind sehr empfindlich;
seien Sie vorsichtig! Es wäre
besser, zu einem Arzte zu gehen,
aber wenn Sie wünschen, gebe ich
Ihnen ein Augenwasser, um Kom=
pressen auf die Augen zu machen.
Reiben Sie das Auge nicht!

Nasenbluten. — Le saignement de nez.

Voilà du coton contre les saigne-
ments de nez! Il faut en intro-
duire un petit morceau dans le
nez et incliner la tête en arrière!

Hier haben Sie eine Watte gegen
Nasenbluten. Man muß ein Stück=
chen davon in die Nase bringen und
den Kopf nach hinten neigen!

Lebertran. — De l'huile de foie de morue.

Avez-vous de l'huile de foie de
morue?
Oui, madame, laquelle désirez-
vous, la blonde ou la brune?

Haben Sie Lebertran?

Jawohl! Von welchem wünschen Sie?
Vom weißen oder braunen?

Laquelle est la meilleure?

Welches ist der bessere?

La qualité est la même et aussi l'efficacité!

Die Qualität ist dieselbe und auch die Wirksamkeit!

La différence est, que la blonde est beaucoup plus agréable au goût et beaucoup plus digestive pour les enfants. La brune, meilleur marché que la blonde, convient spécialement aux adultes, qui l'assimilent mieux que les enfants.

Der Unterschied ist, daß der blonde viel angenehmer im Geschmack ist und viel bekömmlicher für Kinder. Der braune, billiger als der blonde, ist besonders geeignet für Erwachsene, die ihn besser assimilieren als Kinder.

Zahnwurzel. — Racine d'Iris.

Faites cuire la racine dans du lait ou dans de l'eau pour l'amollir.

Kochen Sie die Wurzel in Milch oder in Wasser, um sie weich zu machen.

Vous voyez un trou au bout de la racine; c'est pour y attacher une ficelle, qu'on met autour du cou de l'enfant.

Sie bemerken ein Loch am Ende der Wurzel; es ist dafür da, um einen Faden durchzuziehen, den man um den Hals des Kindes legt.

Nährmittel. — Des Aliments.

Si l'enfant a souvent la diarrhée ne lui donnez plus de lait de vache. Donnez-lui plutôt de la Farine Nestlé ou quelque chose de semblable.

Wenn das Kind häufig Durchfall hat, so geben Sie ihm nicht mehr Kuhmilch. Geben Sie ihm vielmehr Nestlés Kindermehl oder eine ähnliche Sache.

Il faut alterner autant que possible les aliments pour les enfants!

Man muß so häufig als möglich die Kindernährmittel wechseln!

La viande est trop lourde pour un enfant de cet âge!

Fleisch ist zu schwer verdaulich für ein Kind dieses Alters!

Pour réparer les forces et fortifier je vous recommande la Somatose. Elle est une préparation d'albuminoses et ne contient que les éléments nutritifs de la viande; elle est un aliment pour les enfants au moment du sevrage; elle stimule l'appétit!

Um die Kräfte wiederherzustellen und um zu stärken, empfehle ich Ihnen Somatose. Sie ist eine Bereitung von Albuminosen und enthält nur die nährenden Elemente des Fleisches; sie ist ein Nährmittel für Kinder zur Zeit des Entwöhnens; sie reizt den Appetit!

Pour les personnes agées, convalescentes, albuminuriques, dans les maladies des voies digestives,

Für bejahrte Personen, Rekonvaleszenten, Eiweißkranke, bei Krankheiten der Verdauungswege, des

8*

de l'appareil circulatoire, enfin dans tous les cas où la santé nécessite une alimentation spéciale, la Somatose peut constituer un excellent potage.

Blutapparates, endlich in allen Fällen, in denen die Gesundheit eine spezielle Ernährung erfordert, kann Somatose eine vorzügliche Suppe abgeben.

Fußschweiß. — Transpiration des pieds.

Je vous recommande notre Poudre antiseptique à l'acide salicylique; vous en mettrez chaque matin dans vos chaussettes (ou dans vos bas). Le soir vous prendrez un bain de pied et alors il faut changer les bas tous les jours! Au bout de quelque temps vous verrez que ça ira mieux!

Ich empfehle Ihnen unseren antiseptischen Puder mit Salicylsäure; Sie thun davon jeden Morgen in Ihre Socken (oder in Ihre Strümpfe). Abends nehmen Sie ein Fußbad, und dann ist es nötig, täglich die Strümpfe zu wechseln! Nach Verlauf einiger Zeit werden Sie sehen, daß es besser geht!

Ungeziefer. — La vermine.

Semez de la poudre insecticide à l'aide d'un soufflet aux endroits, où vous avez aperçu les bêtes (les mouches, les mîtes, les cafards, les punaises, les puces sur la peau des chiens etc.).
Cette poudre est spécialement recommandée pour la destruction de ces bêtes.

Streuen Sie Insektenpulver mit Hilfe einer Spritze an jene Orte, wo Sie die Tiere bemerkt haben (Fliegen, Motten, Kaffern, Wanzen, Flöhe auf der Haut der Hunde 2c.).

Dieses Pulver ist besonders empfohlen zur Vertilgung dieser Tiere.

Benzin. — La Benzine.

La Benzine enlève immédiatement les taches de toute nature et peut être employée pour toutes les étoffes sans en altérer ni le tissu ni la couleur.
Vous verserez un peu de benzine sur le linge, vous frotterez comme il faut la tache et à la fin vous prendrez un linge propre pour le frotter jusqu'à ce qu'il soit sec.

Benzin nimmt augenblicklich Flecken jeder Natur fort und kann für alle Stoffe angewendet werden ohne ihr Gewebe zu verändern, noch ihre Farbe.
Sie schütten ein wenig Benzin auf das Leinen, reiben den Flecken tüchtig, und schließlich nehmen Sie ein reines Tuch, um es (das Leinen) zu reiben, bis es trocken ist.

Gift und Giftweizen. — Du poison et du blé empoisonné.

Pourriez-vous me donner un peu d'arsenic pour détruire les rats?

Könnten Sie mir ein wenig Arsenik geben zur Vertilgung von Ratten?

Avez-vous un certificat de la préfecture? Il n'est pas permis d'en donner sans certificat delivré par la police. Voilà un formulaire; ayez la bonté de le faire signer à la préfecture.

Haben Sie eine Erlaubnis von der Polizeiverwaltung? Es ist nicht erlaubt, ohne Polizeierlaubnis davon abzugeben. Hier haben Sie ein Formular; haben Sie die Güte es auf der Polizei unterzeichnen zu lassen.

Donnez-moi s. v. p. une boîte de blé empoisonné!

Geben Sie mir, bitte, eine Schachtel Giftweizen?

Est-ce que vous habitez ici?

Wohnen Sie hier?

Ayez l'obligeance d'inscrire votre nom dans ce livre!

Seien Sie so gut und schreiben Sie Ihren Namen in dieses Buch ein!

Vous savez, c'est un poison extraordinairement fort! Faites y attention, c'est à votre risque! Vous êtes responsable pour ce qui arrive!

Sie wissen, dies ist ein ungemein kräftiges Gift! Seien Sie vorsichtig damit, es geht auf Ihr Risiko! Sie sind verantwortlich für das, was vorkommt!

Comment faut-il s'en servir?

Wie muß man sich dessen bedienen?

Vous semerez un peu de ces grains empoisonnés à la cave ou au grenier, surtout dans les trous faits par les souris!

Sie streuen ein wenig von diesen Giftkörnern in den Keller oder auf den Speicher, hauptsächlich in die Mauselöcher!

Faites cela deux semaines de suite et vous délivrez la maison complètement des souris.

Machen Sie das 2 Wochen lang hintereinander und Sie werden das Haus gänzlich von Mäusen befreien.

Une boîte de „Mort aux rats" s. v. p.!

Eine Schachtel „Rattentod", bitte!

Vous mettrez un peu de cette pâte contre les rats sur un morceau de pain et vous clouerez ce morceau sur une planche de bois. Mais prenez garde que les chiens et les chats n'en mangent pas!

Sie streichen ein wenig von dieser Pasta gegen Ratten auf ein Stück Brot, und Sie nageln dieses Stück auf ein Holzbrett. Aber nehmen Sie sich in acht, daß die Hunde und Katzen nicht davon essen!

Blutegelsetzen. — Moyen d'appliquer les sangsues.

La place sur laquelle la sangsue doit être appliquée doit être lavée comme il faut à l'eau chaude. Il convient, que les

Die Stelle, welcher der Blutegel aufgesetzt werden soll, muß gut mit warmem Wasser gewaschen werden. Es ist ratsam, daß die

mains des personnes qui les appliquent soient propres et sans odeur. On renverse le pot ou le verre, dans lequel se trouvent les sangsues, sur la partie du corps lavée de manière que l'ouverture du pot se trouve appliquée sur la peau!

On ne doit pas arracher les sangsues! Si l'on veut les faire tomber, il vaut mieux employer l'eau salée ou le tabac.

On favorise l'écoulement du sang par des lotions d'eau chaude.

Pour arrêter le sang on peut avoir recours à de petites compresses de vinaigre.

(Aus Dorvault.)

Hände der Personen, welche sie setzen, sauber und geruchlos sind. Man stülpt den Topf oder das Glas, in dem sich die Blutegel befinden, auf die gewaschenen Teile des Körpers um, derart, daß die Öffnung sich der Haut aufgesetzt befindet!

Man darf die Blutegel nicht abreißen! Wenn man sie fallen machen will, so tut man besser daran, Salzwasser oder Tabak anzuwenden.

Man begünstigt den Blutausfluß durch Waschungen mit warmem Wasser!

Will man das Bluten anhalten, kann man seine Zuflucht nehmen zu Essigaufschlägen!

Emplastrum Minii.

C'est un emplâtre dont on se sert pour détourner le lait chez les femmes, qui ne nourissent plus.

Avant de s'en servir il faut enlever la gaze.

Dies ist ein Pflaster, dessen man sich bedient, um die Milch abzuleiten bei Frauen, die nicht mehr nähren.

Vor dem Gebrauche desselben muß die Gaze entfernt werden.

Nabelpflaster. — Ceinture ombilicale.

Pour traiter la hernie ombilicale il faut réduire la hernie et la contenir avec un bouchon de caoutchouc. On maintient ce bouchon à l'aide d'une longue bandelette de sparadrap, qui fait une fois et demie le tour du corps.

Saupoudrer préalablement de poudre de riz!

Um den Nabelbruch zu behandeln, muß man den Nabel zurückdrücken und ihn mit einem Kautschukstopfen festhalten. Man hält diesen Stopfen fest mit Hilfe eines langen Pflasterstreifens, welcher $1^1/_2$ mal den Körper umläuft.

Vorher mit Reismehl einzupudern!

Post und schriftliche Arbeiten.

Une lettre.	Ein Brief.
Une carte postale.	Eine Postkarte.
Un échantillon.	Ein Muster ohne Wert.
Un imprimé.	Eine Drucksache.
Le paquet.	Das Paket.
Le mandat postal.	Die Postanweisung.
Le remboursement.	Die Nachnahme.
Le récépissé.	Die Postquittung.
Les frais de recommandation.	Die Einschreibegebühren.
Comme échantillon.	Als Muster ohne Wert.
Sous bande.	Unter Kreuzband.
Par le retour du courrier.	Umgehend.
Mettre une carte à la poste.	Eine Karte zur Post bringen.
Plier une lettre.	Einen Brief falten.
Mettre une lettre sous enveloppe.	Einen Brief ins Kuvert stecken.
La levée des boîtes.	Die Briefkastenleerung.
Ci-joint	Anbei . . . .
Le timbre.	Die Marke, der Stempel.
Timbrer.	Stempeln.

L'argent.	Das Geld.
L'argent comptant.	Das Bargeld.
La monnaie.	Das Kleingeld.
La caisse.	Die Kasse.
Le compte.	Das Konto.
Le solde.	Der Saldo.
Le bénéfice.	Der Reinverdienst.
La note.	Die Rechnung.
La facture.	Die Faktura.
Pour acquit.	Quittiert.
Acquitté avec remerciements!	Mit Dank quittiert!
L'encre f.	Die Tinte.
L'encrier m.	Das Tintenfaß.
Une tache d'encre.	Ein Tintenkleks.
La plume.	Die Feder.
Le porte-plume.	Der Federhalter.
L'oublie; le pain à cacheter	Die Oblate.
Le cire à cacheter.	Der Siegellack.
Copier.	Abschreiben.
La copie.	Die Abschrift.
Le coffre-fort.	Der Geldschrank.
Le secrétaire.	Der Schreibtisch.
En réponse à votre lettre.	In Beantwortung Ihres Briefes.

La table des matières.	Das Inhaltsverzeichnis.
Tracer.	Ausstreichen.
Acquitter.	Quittieren.

Additionner.	Abdieren.
Soustaire.	Subtrahieren.
Diviser.	Dividieren.
Multiplier.	Multiplizieren.
Deux et deux font quatre.	$2 + 2 = 4.$
De huit ôtez six reste deux.	$8 - 6 = 2.$
Trois fois trois font neuf.	$3 \times 3 = 9.$

Quel quantième avons-nous aujourd'hui?	Den wievielten haben wir heute?
Les marchandises sont déjà en route!	Die Waren sind schon unterwegs!
L'envoi est déjà mis à la poste!	Die Sendung ist schon zur Post gebracht!
Voudriez-vous laisser la première ligne en blanc!	Lassen Sie, bitte, die erste Zeile frei!

Briefmuster.

Messieurs Gaillard & Cie
Paris.
Messieurs!

Veuillez s. v. p. m'envoyer par le retour du courrier:

5 boîtes de Pilules Pinck
10 flacons de Goudron Guyot
5 bout. de Vin de Vial.

Ayez l'obligeance d'y ajouter (oder: d'ajouter à cet envoi) quelques brochures de la maison Grimault & Cie; un de nos clients en a demandé.

Recevez, messieurs, mes salutations empressées (oder auch: Votre dévoué)

Orléans le 18 avril 1901.

Auguste Gautier,
pharmacien.

Herren Gaillard & Co.,
Paris.

Wollen Sie mir gefälligst umgehend zusenden:

5 Schachteln Pincksche Pillen
10 Flaschen Goudron Guyot
5 Flaschen Vin de Vial.

Haben Sie die Güte, der Sendung einige Broschüren des Hauses Grimault & Co. beizufügen: einer unserer Kunden hat darum gebeten.

Orléans, den 18. April 1901.

Hochachtungsvoll

August Gautier,
Apotheker

Madame!

En réponse à votre carte du 28 mai j'ai l'honneur de vous informer (oder: je vous informe) que l'ordonnance du Dr. Odier, dont vous désirez une copie, n'est pas faite à ma pharmacie. La seule ordonnance faite pour vous dans le courant de cette année est une ordonnance du Dr. Valérien, préscrite le 15 avril; vous trouverez ci-inclus une copie de cette préscription.

Agréez, madame, l'expression de ma plus haute considération

Frédéric Gateau,
pharmacien.

Gnädige Frau!

In Beantwortung Ihrer Karte vom 28. Mai teile ich Ihnen ergebenst mit, daß das Rezept des Herrn Dr. Odier, von dem Sie eine Abschrift wünschen, in meiner Apotheke nicht gemacht ist. Das einzige Rezept, welches im Laufe dieses Jahres für Sie angefertigt wurde, ist ein Rezept des Dr. Valérien, verschrieben am 15. April; Sie finden anbei eine Kopie dieser Verordnung.

Mit vorzüglicher Hochachtung

Friedrich Gateau,
Apotheker.

II. Technische und andere Ausdrücke.

A. Pharmazeutische Ausdrücke.

1. Die Apotheke.

La Pharmacie. — Die Apotheke.	
le personnel	das Personal
le pharmacien	der Apotheker
le patron	der Prinzipal
le commis - phar-	der Apotheker-
macien	gehilfe
diplômé	examiniert
non diplômé	nicht examiniert
l'élève en phar-	der Eleve
macie	
l'apprenti	der Lehrling
l'apprentissage	die Lehrzeit
le garçon (de la-	der Hausbursche
boratoire)	
le petit garçon	der Laufbursche
la domestique	das Dienstmädchen
le client	der Kunde
la cliente	die Kundin
la clientèle	die Kundschaft

Les pièces d'une pharmacie. — Die Räume einer Apotheke.

la pharmacie	die Offizin
le laboratoire	das Laboratorium
la cave	der Keller
le caveau	der kleine Keller
le magasin	die Materialkam-
	mer
le corridor	der Hausflur
l'escalier	die Treppe
la chambre aux	die Kräuterkammer
herbes	
le grenier	der Bodenraum
la cour	der Hof.

La pharmacie. — Die Offizin.

la porte	die Thür
la serrure	das Schloß
la clef	der Schlüssel
le loquet	die Klinke
l'étalage m.	das Schaufenster
les rideaux m.	
les stores m.	die Vorhänge
la vitre (la glace)	die Glasscheibe
L'écriteau m.	das Firmenschild
l'intérieur de la	das Innere der
pharmacie	Apotheke
le plancher	der Fußboden
le plafond	die Decke
les murs m.	die Wände
le papier	die Tapete
l'étagère f.	das Wandgestell

les rayons de l'étagère	die Gefächer des Wandgestelles	la balance à curseur	die Reiterwage
le bocal	das Standgefäß	la balance pour jodoforme	die Jodoformwage
les bocaux	die Standgefäße	le poids	das Gewicht
le buffet } l'armoire f. }	der Schrank	le plateau	die Schale
le petit buffet	das Schränkchen	le fléau	der Balken
le buffet (l'armoire) des spécialités	der Spezialitätenschrank	le couteau d'une balance	die Schneide einer Wage
l'armoire (f.) aux poisons	der Giftschrank	le gobelet avec la grenaille	der Tarierbecher mit Schrot
le pupitre	das Pult	la cuiller	der Löffel
le secrétaire	der Schreibtisch	les ciseaux m. pl.	die Schere
le bureau	das Schreibzimmer	aiguiser les ciseaux	die Schere schleifen
la pendule	die Wanduhr	la ficelle	der Bindfaden
l'échelle f.	die Leiter	attacher une ficelle	einen Bindfaden anbinden
la caisse	die Kasse, der Kasten	le papier d'emballage	das Einwickelpapier
le tiroir	die Schublade	le papier parchemin	das Pergamentpapier
le casier d'un tiroir	das Gefach einer Schublade	le papier à filtrer	das Filtrierpapier
la couche d'une caisse	die „Lage" einer Kiste	le filtre	das Filter
le fourneau	der Ofen	l'entonnoir m.	der Trichter
la lampe	die Lampe	la bouteille, le flacon, la fiole (le verre)	die Flasche
la mèche	der Docht		
le tube	der Zylinder		
l'abat-jour	der Schirm	le flacon bouché à l'émeri	die Stöpselflasche
le récipient	der Behälter	le flacon compte-gouttes	das Tropfglas
l'éclairage (m.) au gaz	die Gasbeleuchtung		
le tuyau	das Gasrohr	le cachet (la mouche)	die Stöpseletikette
le lustre	der Kronleuchter	l'étiquette gommée	die gummierte Etikette
le bec à gaz	der Gasbrenner		
le globe	die Kuppel	l'étiquette perforée	die perforierte Etikette
le gaz brûle	das Gas brennt		
j'allume la lampe	ich zünde die Lampe an	le mouille-étiquettes	der Etiketten-Anfeuchter
		le bouchon-liège	der Korkstopfen
La récepture. — Die Rezeptur.		le bouchon-verre	der Glasstopfen
la banque (le comptoir)	der Rezeptiertisch	le bouchon-caoutschouc	der Kautschukstopfen
la balance (de précision)	die (Präzisions-) Wage	le tire-bouchons	der Korkzieher
la balance à fléau (— à main)	die Handwage	le mâche-bouchons	die Stöpselzange

le cornet (le sac)	Die Tüte
le cornet pointu	der Spitzbeutel
le cornet carré	der 4eckige Beutel
le mortier	der Mörser
le piston	die Pistille
la spatule	der Spatel
la carte	das Kartenblatt
la capsule	die Papierkapsel
la capsule cirée	die Wachskapsel

l'appareil à dé-coction	der Dekoktapparat
la copette en étain	die Zinnbüchse
la copette en porcelaine	die Porzellanbüchse
le couvercle	der Deckel
la passoire à dé-coction	das Dekoktionssieb
une étamine	ein Koliertuch

le pilulier	die Pillenmaschine
le disque	der Roller
la tablette	das Brett
les cannelures	die Rillen
la règle cannelée	das Rolleisen

l'appareil à ca-cheter	Der „Sevzit"-Apparat
le mouilleur	der Anfeuchter
le tasseur	der Komprimier-becher
souder les oublies	die Oblaten schlie-ßen

l'emporte-pièces	der Pastillenstecher
la pastilleuse	die Pastillen-maschine
le moule à sup-positoires	die Suppositorien-presse

remplir	einfassen
préparer une po-tion	eine Mixtur be-reiten
faire des paquets	Pulver machen
mêler une poudre	ein Pulver mischen
mélanger deux li-quides	zwei Flüssigkeiten mischen

transvaser	umgießen
triturer un sel	ein Salz verreiben
concasser une drogue	eine Droge zer-stoßen
étendre un em-plâtre	ein Pflaster strei-chen
dissoudre un sel	ein Salz auflösen
le sel se dissout	das Salz löst sich auf
peser un liquide dans une bou-teille	eine Flüssigkeit in eine Flasche wä-gen
chauffer une pom-made	eine Pomade er-hitzen
refroidir un on-guent	eine Salbe abkühlen
infuser (une in-fusion)	ein Infusum be-reiten
diluer le Lysol avec de l'eau	Lysol mit Wasser verdünnen
faire passer une décoction à tra-vers un linge	ein Dekokt durch ein Tuch kolieren
évaporer un ex-trait	ein Extrakt ab-dampfen
renverser une bouteille	eine Flasche um-werfen
distiller une eau	ein Wasser destil-lieren
casser un pot	einen Topf zerbre-chen
faire à mesure	jedesmal frisch be-reiten
gratter une pom-made de la paroi d'un mortier	eine Salbe von der Wand eines Mörsers kratzen
coiffer un flacon avec de la peau blanche	eine Flasche mit weißem Leder bektieren
le sirop se dé-compose	der Sirup verdirbt
copier une ordon-nance	ein Rezept abschrei-ben
envelopper une boîte	eine Schachtel ein-wickeln
emballer un pa-quet	ein Paket einpacken

2. Le Laboratoire. — Das Laboratorium.

la table du laboratoire	der Laboratoriumstisch
l'appareil à distiller	der Destillierapparat
la chaudière	der (feste) Kessel
le chaudron	der (bewegliche) Kessel
l'alambic, qui se compose de 3 pièces: 1. la cucurbite (souvent avec une grille au fond); 2. le chapiteau; 3. le serpentin dans lequel se condensent les vapeurs	die Destillierblase, die sich aus drei Teilen zusammensetzt: 1. der Destilliertopf (häufig mit einem durchlöcherten Oberboden im Grunde); 2. der Helm; 3. das Schlangengewinde, in dem sich die Dämpfe verdichten
le récipient à infusion; la copette	die Infundierbüchse
la marmite	der (Henkel-) Topf
la cornue	die Retorte
la douille	der Ring
la capsule; la bassine	die Abdampfschale
le réservoir condensateur; le réfrigérant à serpentin	das Kühlfaß
l'étuve f (oder le séchoir) avec des tablettes perforées	der Trockenschrank mit perforierten Horden
le bain-marie avec ses rondelles	das Wasserbad mit seinen Ringen
le bain de sable	das Sandbad
la machine à boucher	die Verkorkmaschine
la machine à capsuler	die Verkapselmaschine
la machine à comprimer	die Komprimiermaschine
la pastilleuse	die Pastillenmaschine
la presse	die Presse
le percolateur	der Perkolator
le moulin à pommades	die Salbenmühle
le tenacle	das Tenakel
le support	das Filtriergestell
un entonnoir	ein Trichter
un entonnoir pour filtration à chaud	ein Filter für Warmfiltration
un filtre rond	ein Rundfilter
un filtre plié	ein Faltenfilter
un tamis de soie, de laiton à mailles plus ou moins serrées	ein Sieb aus Seide, aus Messing mit mehr oder weniger weiten Maschen
le crible	das (weitmaschige) Sieb
la passoire	das (Küchen-) Sieb
le mortier en fonte	der Mörser aus Gußeisen
le mortier en laiton	der Mörser aus Messing
la spatule en bois	der Holzspatel
la spatule en acier	der Stahlspatel
la spatule en corne	der Hornspatel
la mesure	die Mesur
le bassin, la bassine	die (runde) Schale
la casserole	der (Henkel-) Topf
la cuvette	die flache Schale
le pot à decantation	der Dekantiertopf
la terrine en porcelaine	die Porzellanschale
le baril en grès	das Steingutfaß
le vase à filtrer	das Filtriergefäß
le siphon	der Heber
le capuchon	der Flaschendeckel

le tonneau, le fût	das Faß
la bombonne	die Korbflasche
l'estagnon m.	das Blechgefäß
le ballot	der Ballen
le colis	das Kollo
la marchandise	die Ware
la paille	das Stroh
le paillon	die Strohhülse
le valet de paille	der Strohring
le disque en porcelaine	die Porzellanscheibe
le couloir	die Schaufel
le couteau	das (Schneide-) Messer
le coupe-racine	die Schneidemaschine
le porte-bouteilles	das Flaschengestell
le torchon	das Putztuch
le linge	das Leinen, die Wäsche
l'essuie-mains m.	das Handtuch
l'amiante	der Asbest
la sciure	das Sägemehl
l'éponge f.	der Schwamm
le lavoir	der Spülstein
l'écoulement du lavoir	der Abfluß des Spülsteins
la conduite d'eau	die Wasserleitung
le robinet	der Hahn (drehen)
tourner le robinet	den Hahn umdrehen
l'égouttoir m.	das Abtropfbrett
le sable	der Sand
l'étamine f.	das Koliertuch
la laque	der Lack
la colle	der Leim
le réfrigérant de Liebig	der Liebigsche Kühler
le vide-touries	das Ballongestell
le mètre pliant	das zusammenlegbare Meter
la balance décimale	die Dezimalwage

les outils m.	das Handwerkszeug
le marteau	der Hammer

les tenailles f. pl.	die Zange
le ciseau	der Meißel
la pincette	die kleine Zange
la hâche	das Beil
la scie	die Säge
la lime	die Feile
limer	feilen
le clou	der Nagel
raccommoder	ausbessern

L'analyse f. — Die Analyse.

la balance d'analyses	die analyt. Wage
la boîte à réactifs, l'armoire aux réactifs	der Reagenskasten, Reagensschrank
l'éprouvette	der Meßzylinder
le verre gradué	das graduierte Glas
le thermomètre avec échelle divisée	das Thermometer mit Teilstrichen
le support pour tubes à essais	das Reagensgestell
le tube à essais	das Reagensglas
la pince	die Klammer
la balance aérothermique de Westphal	die Westphalsche Wage
le brûleur Bunsen	der Bunsenbrenner
la pipette	die Pipette
la burette	die Bürette
l'alcoolomètre	der Alkoholometer
l'uréomètre	der Ureometer
le saccharomètre	der Saccharometer
l'albuminomètre	der Albuminometer
l'exsiccateur	der Exsikkator
le ballon	der Kolben
le ballon jaugé	der geeichte Kolben
la pincette	die Pinzette
le verre à expérience avec anse	das Versuchsglas mit Henkel
le papier réactif	das Reagenspapier
le papier tournesol	das Lackmuspapier
le creusot	der (Schmelz-) Tiegel

le triangle	das Dreieck
la toile métallique	das Drahtnetz
le fil de platine	der Platindraht
le trépied	der Dreifuß
le chalumeau	das Lötrohr
la lampe à alcool	die Spirituslampe
le tube en verre	das Glasrohr
la baguette en verre	der Glasstab
la plaque émaillée	die Emailtafel
le flacon-laveur	die Waschflasche
l'appareil de Kipp pour la production d'hydrogène sulfuré	der Kippsche Apparat zur Bereitung von Schwefelwasserstoff
la loupe	die Lupe
le microscope	das Mikroskop
la trousse botanique	das Botanisierbesteck

être du service	Dienst haben
laver un mortier	einen Mörser waschen
nettoyez les bouteilles s. v. p.	reinigen Sie, bitte, die Flaschen
la bouteille est graisseuse; il faut la laver à l'eau chaude	die Flasche ist fettig; man muß sie mit warmem Wasser reinigen
le flacon est-il propre?	ist die Flasche rein?
jetez-le loin	werfen Sie es weg
presser une teinture	eine Tinktur pressen
pulvériser une drogue	eine Droge pulverisieren
brasser un emplâtre	ein Pflaster umrühren
remuer, agiter une pommade	eine Salbe rühren
fondre de la graisse	Fett schmelzen
tamiser un produit chimique	eine Chemikalie sieben
piler des cristaux	Kristalle zerstoßen
percer un bouchon	einen Kork durchbohren

faire cuir l'eau	Wasser kochen
on trempe une bouteille dans l'eau	man taucht eine Flasche in Wasser ein
verser le contenu d'une mesure dans un flacon	den Inhalt einer Mensur in eine Flasche gießen
le liquide deborde	die Flüssigkeit steigt über
une couche mince d'emplâtre	eine dünne Schicht Pflaster
une boisson refraichissante	ein erfrischendes Getränk
le sirop est trop clair; son goût est dégoûtant	der Sirup ist zu dünn; sein Geschmack ist abscheulich
ce sirop est trouble; il est gâté	dieser Sirup ist trübe; er ist verdorben
il est inutile	er ist unbrauchbar
la poudre est humide; il faut la sécher à l'étuve	das Pulver ist feucht; man muß es im Trockenschranke trocknen
cette teinture est plus claire que la dernière	diese Tinktur ist heller als die letzte
prenez une étamine mouillée, au travers de laquelle vous passerez cette décoction	nehmen Sie ein feuchtes Koliertuch, durch welches Sie dieses Dekokt kolieren
l'herbe n'est pas assez fraîche	das Kraut ist nicht frisch genug
le paquet est trop léger, trop lourd; son poids dépasse trois cens grammes	das Paket ist zu leicht, zu schwer; sein Gewicht überschreitet 300 Gramm
quand vous aurez fini, il faut remplir les bocaux de la pharmacie	wenn Sie fertig sind, müssen die Apothekengefäße eingefaßt werden

descendez ce pot à la cave	Tragen Sie diesen Topf in den Keller hinunter	est-ce toute notre provision?	ist das unser ganzer Vorrat?
montez le sac au grenier	tragen Sie den Sack zum Boden hinauf	nous n'en avons plus du tout	wir haben garnichts mehr davon
ne renversez pas la bouteille	werfen Sie die Flasche nicht um	on a supprimé ce bocal	man hat dieses Gefäß ausrangiert

3. Expressions concernant la botanique. — Botanische Ausdrücke.

le règne végétal	das Pflanzenreich	le pétale	das Kronblatt
la plante	die Pflanze	les étamines	die Staubgefäße
les organes m.	die Organe	le filet	der Staubfaden
les parties (f.) d'une plante	Teile einer Pflanze	l'anthère avec le pollen	der Staubbeutel mit dem Pollen
le tissu	das Gewebe	le pistil	der Stempel
la cellule	die Zelle	l'ovaire m.	der Fruchtknoten
les vaisseaux	die Gefäßbündel	le style	der Griffel
les tubes	die Röhrengefäße	le stigmate	die Narbe
l'arbre m.	der Baum	le fruit	die Frucht
la branche, le rameau	der Zweig	le péricarpe	die Schale, das Fruchtfleisch
le bourgeon	die Knospe, Zweigspitze	les graines f.	die Samenkörner
la racine	die Wurzel	l'embryon	der Embryo
la tige	der Stengel	le cotylédon	der Kotyledon
la feuille	das Blatt	la monocotylédone	die Monokotyledone (Pflanze)
les fibres (nervures) f.	die Blattnerven	la dicotylédone	die Dikotyledone
la glande	die Drüse	la cryptogame	die Kryptogame
les poils m.	die Behaarung	la phanérogame	die Phanerogame
la fleur	die Blüte	une algue	eine Alge
le calice	der Kelch	une mousse	ein Moos
le sépale	das Kelchblatt	un champignon	ein Pilz
la corolle	die Blumenkrone	le bactère	das Bakterium

4. La chimie. — Die Chemie.

le corps inorganique	der anorganische Körper	le poids atomique	das Atomgewicht
le corps organique	die organische Verbindung	le symbole équivalent	das chemische Zeichen
le poids équivalent	das Äquivalentgewicht	le volume d'une matière	das Volumen einer Materie

la densité d'une substance	die Dichtigkeit einer Substanz
la composition d'un minéral	die Zusammensetzung eines Minerals
l'analyse chimique	die chemische Analyse
analyser, rechercher	analysieren
la recherche	die Analyse, die Erforschung
le titrage alcalimétrique	die alkalimetrische Maßanalyse
le titrage acidimétrique	die acidimetrische Maßanalyse
faire des essais sur	reagieren auf
exécuter (faire) une réaction	reagieren
le réactif	das Reagens
l'action d'un réactif sur ...	die Einwirkung eines Reagens auf ...
convertir en ...	umsetzen in ...
traiter par ...	behandeln mit ...
chauffé avec ...	erhitzt mit ...
réduire	reduzieren
oxyder	oxydieren
le dépôt de ...	der Niederschlag von ...
le résidu	der Rückstand
un métal soluble	ein lösbares Metall
des métaux insolubles dans ...	Metalle, unlösbar in ...
la solubilité d'un sel	die Löslichkeit eines Salzes
la solubilité d'une base	die Löslichkeit einer Base
la solubilité d'un acide	die Löslichkeit einer Säure
la solution contient ...	die Lösung enthält ...
plonger l'aréomètre dans ...	den Areometer eintauchen in ...
le plus grand état de pureté	der höchste Grad von Reinheit
le sel devient jaune par l'acide nitrique	das Salz wird durch Salpetersäure gelb gefärbt
ce sel donne (produit) avec l'azotate d'argent un précipité blanc	dieses Salz gibt mit Silbernitrat einen weißen Niederschlag
le réactif, additionné d'un peu de ... précipite ...	das Reagens schlägt nach Zusatz von etwas ... nieder ...
précipitation d'Iode par le Chlore	Niederschlag von Jod durch Chlor
on verse un leger excès de ...	man schüttet einen kleinen Überschuß von ...

5. Utensilien zur Krankenpflege.

la ouate, le coton	die Watte
le coton hydrophile	reine (hydrophil.) Watte
la ouate phéniquée	Karbolwatte
le tampon	der (Watte)pfropfen
le coton au sublimé	Sublimatwatte
la ouate boriquée	Borsäurewatte
la bande	die Binde
la bande amidonnée (de gaze apprêtée)	die Gazebinde (steif)
la bande de flanelle	die Flanellbinde
la bande plâtrée	die Gipsbinde
la bande toile	die Leinenbinde
la ceinture abdominale	die Unterleibsbinde
la ceinture ombilicale	die Nabelbinde
la ceinture hygiénique	die hygien. Binde
la gaze hydrophile	die hydroph. Gaze

la gaze au sublimé	Sublimatgaze
la gaze au dermatol	Dermatolgaze
l'épingle de sûreté	die Sicherheitsnadel
la jute	die Jute
la toile imperméable; la toile cirée	Wachstaffetas
l'appareil à inhalations; l'inhalateur, dont les pièces de rechange sont:	der Inhalationsapparat, dessen Austauschstücke sind:
l'équerre en verre ou en métal	der Winkel aus Glas oder Metall
la soupape de sûreté	das Sicherheitsventil
l'entonnoir	der Trichter
le gobelet à médicaments	der Becher für die Arznei

l'irrigateur m.	der Irrigator
le réservoir	der Behälter
le tuyau	der Schlauch
la canule à injections ou à lavements	das Rohr für Injektionen oder Klystiere
le robinet à frottement ou à vis	der eingeriebene od. Schraubenhahn
l'injecteur, le clysopompe	der Injektionsapparat (mit Pumpe)

l'insufflateur	der Pulverbläser
le pulvérisateur	der Zerstäubeapparat
la soufflerie	die Zerstäubevorrichtung
le suspensoir	das Suspensorium
la sonde (Nélaton)	die Sonde (Nelaton-Katheter)

la seringue en caoutchouc	die Kautschukspritze
la seringue en verre	die Glasspritze
la seringue en étain	die Zinnspritze
la seringue de Pravaz	die Pravazspritze
la poire en caoutchouc	die Kautschukbirne
les pessaires	die Pessarien
l'énema m.	das Enema (Injektionsschlauch besonderer Art)
l'urinoir	die Urinflasche
l'urinau	der Urinsack
le crachoir	der Spucknapf
le verre gradué (pour prendre); le verre à médicaments	das Einnehmeglas
les lunettes protectrices	die Schutzbrille
la ventouse	der Schröpfkopf
la vessie (le sac) à glace	die Eisblase
le collier de dentition	das Zahnhalsbad
le tire-lait	die Milchpumpe
le biberon	die Saugflasche
la tétine, le suçon	der Sauger
le bout de sein	der Brustschoner
le pinceau	der Pinsel
le pinceau pour la gorge	der Kehlkopfpinsel
le porte-nitrate	der Höllensteinstift
le cautère	der Ätzstift
le doigtier	der Fingerling
le bain d'yeux	das Augenbad
le ballon à oxygène	der Sauerstoffballon
le bandage (gauche, droit, double)	das Bruchband (linke, rechte, doppelte)
le bandeau pour les yeux	das Augenband

la brosse à dents	die Zahnbürste	la pipe à cam-phre	die Kampferpfeife
la brosse à ongles	die Nagelbürste		
le coussin à air, la torche	das Luftkissen	la pharmacie de poche	die Taschenapotheke
une tasse pour malades	eine Krankentasse	injecter dans l'u-rèthre	in die Harnröhre einspritzen
le gant à frictions	der Frottierhand-schuh	mettre des ven-touses	Schröpfköpfe setzen
la douche nasale	die Nasendusche	panser une plaie; bandager une blessure	eine Wunde ver-binden
la douche ocu-laire	die Augendusche		
le drain, le drai-nage	der Eiterschlauch	seringuer	spritzen
l'éponge f.	der Schwamm	nettoyer les dents à l'aide d'une brosse	die Zähne mit Hilfe einer Bürste rei-nigen
le thermomètre à maxima	Maximalthermo-meter		
le thermomètre à la minute	Minutenthermo-meter	saupoudrer sur une plaie	auf eine Wunde pu-dern

B. Medizinische Ausdrücke.

1. Le corps humain. — Der menschliche Körper.

la tête	**der Kopf**	**l'œil m.**	**das Auge**
l'arrière-tête	der Hinterkopf	les yeux	die Augen
les cheveux m.	die Haare	le sourcil	die Augenbraue
le crâne	der Schädel	le cil	die Wimper
le cerveau	das Gehirn	la paupière	das Augenlid
		la prunelle	der Augapfel
la figure, le vi-sage	**das Gesicht**	la pupille	die Pupille
		la rétine	die Netzhaut
le front	die Stirn		
la tempe	die Schläfe	**l'oreille f.**	**das Ohr**
le menton	das Kinn	le pavillon	die Ohrmuschel
la peau	die Haut	le lobe	das Ohrläppchen
le teint	die Gesichtsfarbe	le conduit	der Gehörgang
la joue	die Wange	le tympan	das Trommelfell
le nez	**die Nase**	**la bouche**	**der Mund**
la narine	das Nasenloch	la lèvre	die Lippe
les narines f.	die Nasenflügel	le palais	der Gaumen
la fosse nasale	die Nasenhöhle	la mâchoire	der Kinnbacken
l'os nasal	das Nasenbein		

9*

le maxillaire	der Kinnbackenknochen
la langue	die Zunge
la langue chargée	die belegte Zunge
la denture	das Gebiß
la dent	der Zahn
l'émail	der Schmelz
la gencive	das Zahnfleisch
le cou	**der Hals**
la nuque	der Nacken
la gorge	die Kehle
le larynx	der Kehlkopf
les amygdales f.	die Mandeln
la tranchée-artère	die Luftröhre
l'oesophage	die Speiseröhre
le dos	**der Rücken**
l'épine dorsale	die Rückenmarkssäule
la moëlle épinière	das Rückenmark
la vertèbre	das Wirbelbein
le derrière	der Hintere
le derrière, l'anus	der After
l'utérus	**Uterus**
le vagin	Vagina
la vulve	die Schamritze
l'urèthre m.	die Harnröhre
la vessie	die Blase
le pénis	Penis
le scrotum	der Hodensack
le testicule	der Hoden
les extrémités f. pl.	**Hände und Füße**
le bras	der Arm
l'avant bras	der Vorderarm
l'arrière bras	der Hinterarm
la région axillaire	die Achselgegend
le coude	der Ellenbogen
la joincture	das Gelenk
le pouls	der Puls
la main	die Hand
la paume	die flache Hand
le doigt	der Finger
le pouce	der Daumen
le membre	das Glied
le poignet	das Handgelenk
l'ongle m.	der Nagel
la jambe	das Bein
le pied	der Fuß
le genou	das Knie
le jarret	die Kniekehle
la rotule	die Kniescheibe
la cheville	das Fußgelenk
le talon	der Absatz
la plante du pied	die Fußsohle
la cuisse	der Schenkel
le mollet	die Wade
le tarse	die Fußwurzel
le doigt du pied, l'orteil m.	die Zehe
le gros orteil	die große Zehe
le tronc	**der Rumpf**
l'épaule f.	die Schulter
la poitrine	die Brust
le sein	der Busen
les mamelles f.	die Brustwarzen
la clavicule	das Schlüsselbein
le thorax	die Brusthöhle
le bassin	das Becken
la hanche	die Hüfte
le dos	der Rücken
le ventre	der Bauch
l'abdomen (besser) m.	der Unterleib
le sang	das Blut
l'artère f.	die (Puls)ader
la veine	die Ader (Vene)
la peau	die Haut
l'épiderme m.	die Oberhaut
l'os m. (spr. oß!)	der Knochen
les os (spr. oh!)	die Knochen
le muscle	der Muskel
le tendon	die Sehne
le nerf	der Nerv
le cœur	das Herz
la valvule du cœur	die Herzklappen
le poumon	die Lunge

la côte	die Rippe	les entrailles f. pl.	die Eingeweide
le plèvre costal	das Rippenfell	les intestins	die Eingeweide
le plèvre	das Brustfell	l'intestin m.	der Darm
l'estomac m.	der Magen	la glande	die Drüse
le rein	die Niere	le diaphragme	das Zwerchfell
les reins	die Lenden	le péritoine	das Bauchfell
le foie	die Leber	l'abdomen m., le	der Unterleib
la rate	die Milz	bas ventre	
la région lom-baire	die Nierengegend	les parois abdo-minales	die Bauchwände
la bile	die Galle	le nombril	der Nabel

2. Menschliche Krankheiten.

l'abattement m.	die Mattigkeit, Er-schlaffung.	l'appauvrissement (du sang) m.	die Verarmung (des Blutes)
l'abcès m.	das Eitergeschwür	l'application f.	die Anwendung
abortif	uterus=zusammen-ziehend	articulaire	gliederkrank
		l'asphyxie f.	die Erstickung
l'accès m.	der Anfall	l'asthme m.	das Asthma
l'accident m.	der Unfall	asthmatique	engbrüstig
l'accouchement m.	die Entbindung		
		le bec-de-lièvre	die Hasenscharte
l'accouchée f.	die Wöchnerin	blesser	verwunden
l'acidité f.	der Säuregehalt	la blessure	die Wunde
affaiblir	schwächen	biliaire	Galle betreffend
l'affaiblissement m.	die Schwäche	boiteux, se	hinkend
		bossu	buckelig
l'affection f.	das Leiden	le bourdonne-ment d'oreille	das Ohrensausen
l'agonie f.	der Todeskampf		
l'aigreur f.	die (Magen=)Säure	le bouton	das (Blut=) Ge-schwürchen
l'albuminerie f.	die Eiweiß =(Nie-ren=)Krankheit	la bronchite	die Luftröhrenent-zündung
l'amputation f.	die Amputation	la brûlure	die Brandwunde
l'anémie f.	die Blutarmut		
l'anévrisme m.	die Pulsader-geschwulst	le calcul	der Stein (im Kör-per)
l'angine f.	die Bräune, Hals-entzündung	le calcul biliaire	der Nierenstein
		la callosité	die Schwiele (das wilde Fleisch)
l'angoisse f.	die Angst	calmant	beruhigend
l'apéritif m.	das appetiterreg. Mittel	la calvité	die Kahlheit
les aphthes m. pl.	die Mundfäule	le cancer	der Krebs
l'apoplexie f.	der Schlagfluß	la carie	der Knochenfraß
l'apoplexie ner-vale	der Nervenschlag	la catalepsie	die Starrsucht
		le catarrhe	der Katarrh

cérébral, e	Gehirn betreffend	la défaillance	die Schwäche, Ohnmacht
le chancre	der Chanker		
chauve	kahlköpfig	la démangeaison	das Jucken
la chaude-pisse	der Tripper	démettre une jambe	ein Bein verstauchen
la chirurgie	die Chirurgie		
le chirurgien	der Chirurg	la dentition	das Zahnen
chloroformer	chloroformieren	le dépérissement	das Siechtum
la chlorose	die Bleichsucht	dépérir	hinsiechen
le choléra	die Cholera	dépuratif	blutreinigend
cholérique	cholerakrank	le diabète	Diabetes (Harnruhr)
circulatoire	Blutumlauf betreffend		
		la diète (faire diète)	die Diät (Diät halten)
la cicatrice	die Narbe		
se cicatricer	vernarben	la digestion	die Verdauung
la clinique	die Klinik	digestif, ve	verdaulich
le clou	das Geschwürchen	la diphthérie	Diphtheritis
la colique	der Kolik, Durchfall	dissolvant	auflösend
		diurétique	harntreibend
la congestion	der Blutandrang	le durillon	die Schwiele
la consomption	die Schwindsucht	la dysenterie	die Ruhr
la contusion	die Quetschung		
la constipation	die Verstopfung	s'écorcher	sich wund gehen
être constipé	verstopft sein	l'écorchure f.	die Abschlürfung
les convulsions f.	die Krämpfe	l'écoulement m.	der Ausfluß
la coupure	der Schnitt	l'eczéma m.	das Geschwür
la coqueluche	der Keuchhusten	l'efficacité f.	die Wirkungskraft
la cornée	die Hornhaut	l'embarras gastrique m.	die Magenbeschwerde
la corpulence	die Beleibtheit		
les cors aux pieds	die Hühneraugen	l'émétique m.	das Brechmittel
les couches f. pl.	die Wochen, Entbindung	émollient	erweichend
		l'empirisme m.	die Quacksalberei
le coup de sang	der Blutsturz	l'empoisonnement m.	die Vergiftung
cracher (le crachat)	auswerfen (der Auswurf)		
		l'enflure f.	die Geschwulst
la crampe	der Krampf	l'engelure f.	die Frostbeule
les crevasses f.	die Risse (der Hand 2c.)	enrhumé	verschnupft
		s'enrhumer	sich einen Schnupfen zuziehen
le cretin	der Kretin, Blödsinnige		
		enroué, être —	heiser sein, erkältet sein
la crispation	die Zuckung		
le croup	die Bräune	l'enrouement m.	die Heiserkeit
		s'enrouer	heiser werden, sich erkälten
la dartre (sèche, humide)	die Flechte (trocken, feucht)		
		l'entorse f.	die Verstauchung
la débilité	die Schwäche	les entrailles f. pl.	die Eingeweide
débiliter	schwächen	l'épanchement m.	der Erguß
le décès	das Ableben	l'épidémie f.	die Seuche

l'épilepsie f.	die Fallsucht
épileptique	fallsüchtig
l'épuisement m.	die Erschöpfung
l'érysipèle f.	die Rose
l'escarboucle f.	das Karfunkel
l'escarre	der Schorf
l'estomac gâté, dérangé	der verdorbene Magen
estropié	verkrüppelt
l'étourdissement m.	die Betäubung
s'évanouir	in Ohnmacht fallen
l'évanouissement m.	die Ohnmacht
une excroissance	ein Auswuchs
l'expectoration f.	der Auswurf
expectorer	auswerfen
la faiblesse	die Schwäche (Ohnmacht)
faiblir	schwach werden
la fausse-couche	die Fehlgeburt
la fatigue	die Ermüdung
fatigant	ermüdend
le fébrifuge	das Fiebermittel
fébrile	fieberhaft
la fermentation	die Gärung
la fièvre	das Fieber
la fièvre bilieuse	das Gallenfieber
la fièvre intermittente	das Wechselfieber
la fièvre scarlatine	das Scharlachfieber
la fièvre typhoïde	der Typhus
la fièvre urticaire	das Nesselfieber
fiévreux, se	fieberhaft
la fissure	der Spalt
la fistule	die Fistel
la flatuosité	die Blähung
la fluxion	der Fluß (die geschwollene Backe)
la folie	der Irrsinn
la fomentation	die Bähung
fortifier	stärken
fouler	verstauchen
la foulure	die Verstauchung
la fracture	der (Knochen-) Bruch

fracturer le bras	den Arm brechen
le frissonnement	das Frösteln
frissonner	frösteln
le furoncle	das Blutgeschwür
la gale	die Krätze
se gargariser	gurgeln
la gastrite	die Magenentzündung
la gelure	der Frost
se gercer	aufspringen
la gerçure	der Riß
le germe	der Keim
les glaires	der Schleim
le goître	der Kropf
la gonorrhoë	der Tripper
la goutte	die Gicht
le Grand mal	die Fallsucht
la grippe	die Influenza, Grippe
la grossesse	die Schwangerschaft
la guérison	die Heilung
les hémorroïdes f.	die Hämorrhoiden
l'hémorrhagie f.	der Blutsturz
la hernie	der Bruch
le hoquet	das Aufstoßen
l'hydrophobie f.	die Wasserscheu, die Hundswut
l'hydropisie f.	die Wassersucht
l'hygiène f.	die Gesundheitspflege
hygiénique	hygienisch
l'hystérie	die Hysterie
hystérique	hysterisch
l'ictère m.	die Gelbsucht
l'idiot m.	der Blödsinnige
l'inappétence f.	die Appetitlosigkeit
l'incrustation f.	die Kruste
l'indigestion f.	der verdorbene Magen
l'inefficacité f.	die Unwirksamkeit
infecter	anstecken
infectieux, se	ansteckend

l'infection f.	die Ansteckung	le mal de mer	die Seekrankheit
infirme	gebrechlich	le mal à la tête	das Kopfweh
l'infirmerie f.	das Krankenhaus	le mal de ventre	das Bauchweh
l'infirmier	der Krankenwärter	la maladie	die Krankheit
l'infirmité f.	die Gebrechlichkeit	maladif, ve	kränklich
inflammable	entzündbar	le marasme	die Abzehrung
l'inflammation f.	die Entzündung	la mine	das Aussehen
l'inflammation du cerveau	die Hirnentzün-bung	avoir mauvaise mine	schlecht aussehen
l'inflammation de la gorge	die Halsentzün-bung	le mort	der Tote
l'inflammation des intestins	die Darmentzün-bung	la mort	der Tod
s'ingurgiter	hinunterschlucken	muet	stumm
l'inhalation f.	die Einatmung	la mutilation	die Verstümme-lung
injecter	einspritzen	myope	kurzsichtig
l'injection f.	die Einspritzung	la myopie	die Kurzsichtigkeit
l'inoculation f.	die Einimpfung		
inoculer	einimpfen	la nausée	die Übelkeit
inoffensif, ve	unschädlich	nerveux, se	nervös
insalubre	ungesund	la nervosité	die Nervosität
instiller	einträufeln	la nécrose	der Knochenfraß
l'insomnie f.	die Schlaflosigkeit	la néphrite	die Nierenentzün-bung
l'intoxication f.	die Vergiftung	la névralgie	der Gesichts-schmerz
la jaunisse	die Gelbsucht	la névrose	die Nervenkrank-heit
la joue enflée	die geschwollene Backe	névralgique	neuralgisch
		nutritif, ve	nahrhaft
la laryngite	die Kehlkopfentzün-bung	la nutrition	die Ernährung
la lassitude	die Müdigkeit	l'œil de perdrix	das Hühnerauge
le laxatif	das Abführmittel	l'onction f.	die Salbung
la lésion	die Verletzung	l'ongle incarné	der ins Fleisch ge-wachsene Nagel
la lèpre	der Aussatz		
la ligature	der Aderlaßver-band	l'oppression f.	die Beklemmung
le loup	die Aufscheuerung	l'orgeolet m.	das „Gerstenkorn"
le lombago	der Hexenschuß	les pâles-couleurs	die Bleichsucht
la luxation	die Mundsperre	les palpitations du cœur	das Herzklopfen
maigrir	abmagern	la panacée	das Universal-mittel
le mal	das Übel, der Schmerz	le panaris	das Nagel-geschwür
le mal de l'esto-mac	das Leibweh	paralysé	gelähmt
le mal à la gorge	das Halsweh	la paralysie	die Lähmung

les pellicules f. des cheveux	die Haarschuppen	rhumatismal	rheumatisch
la péritonite	die Bauchfellent-zündung	le rhumatisme	der Rheumatis-mus
la perspiration	die Durchdünstung	la roséole	die Röteln
la perte de sang	der Blutverlust	la rougeole	die Masern
la petite-vérole	die Blattern	rousseur, tâches de —	Sommersprossen
la petite-vérole volante	die Windpocken	la sage-femme	die Hebamme
la phtisie	die Schwindsucht	la saignée	der Aderlaß
la plaie	die Wunde	le saignement de nez	das Nasenbluten
la pleurésie	die Brustentzün-dung	la salive	der Speichel
la pneumonie	die Lungenentzün-dung	salubre	heilsam
		la salubrité	die Heilsamkeit
les points m.	die Stiche	sanguin	vollblütig
les points de côté	die Seitenstiche	la scarlatine	der Scharlach
le polype	der Polyp	la sciatique	die Ischias (Hüft-weh)
la pourriture	die Fäulnis		
prendre froid	sich erkälten	sécrétoire	Abscheidungs-
la pulsation	der Pulsschlag	sédatif, ve	schmerzlindernd
le purgatif (la purge)	das Abführmittel	le soulagement	die Erleichterung
		soulager	erleichtern
la purgation	die Abführung	le soulèvement du cœur	die Übelkeit
purger	abführen		
la purulence	die Eiterung	sourd	taub
purulent	eiterig	sourd muet	taubstumm
le pus (absorber le pus)	der Eiter (den Eiter aufsaugen)	les spasmes m.	die Krämpfe
		le spécifique	das besondere Mittel
la pustule	die Pocke	le stimulant	das Reizmittel
		la sueur	der Schweiß
le rachitis	die englische Krank-heit	la suffocation	die (starke) Be-klemmung
la raideur	die Steifheit	sudorifique	schweißtreibend
se refroidir	sich erkälten	suppurer	eitern
le refroidissement	die Erkältung	la surdité	die Taubheit
régime, faire —	Diät halten		
rejeter	ausbrechen	la teigne	der Kopfgrind
remédier (à)	abhelfen	tonique	stärkend
renfler	anschwellen	tousser	husten
le renflement	die Anschwellung	la toux	der Husten
respirer	atmen	le traitement	die Behandlung
la respiration	die Atmung	traiter	behandeln
le rétrécissement	die Verengung	transpirer	schwitzen
le rhume	der Katarrh	le tubercule	der (Lungen-)knoten
le rhume du cer-veau	der Schnupfen		

tuberculeux, se	(Lungen)schwind- süchtig	la ventouse	der Schröpfkopf
		ventouser	schröpfen
la tuberculose	die (Lungen-) Schwindsucht	la vermine	das Ungeziefer
		le ver solitaire	der Bandwurm
la tumeur	die Geschwulst	la verrue	die Warze
		le vertige	der Schwindel
les ulcérations f.	die Schwären	vertigeux	schwindelig
l'ulcère m.	das Geschwür	la vessie	die Blase, Harnblase
s'ulcérer	schwären	la vésicule	das Bläschen
		le vice	das Gebrechen
la vaccination	das Impfen	vicié	verdorben (von Or-
vacciner	impfen		ganen)
la variole	die Pocken	vomir	brechen,
la varice	die Kropfader		ausbrechen
la vérole	Syphilis	le vomissement	das Erbrechen
vérole, la petite —	die Blattern	le vomitif	das Brechmittel
vérole, la petite — volante	die Windpocken	le vulnéraire	das Wundmittel

III. Kurzes lateinisch=französisches Vokabularium.

Nur einige der allerwichtigsten pharmazeutischen Namen sollen in diesem Verzeichnisse Platz finden; alle anderen Namen, sowie das Geschlecht der Wörter, schlage man im folgenden französisch=lateinischen Teile nach. Verfasser behandelt darum dieses Verzeichnis recht kurz, um erstens Raum zu sparen, und dann auch ging er von dem Gedanken aus, daß man ein Sprachlexikon weniger benutze zum Übersetzen in die Fremdsprache, sondern weit häufiger zum Rücküberseten des Gelesenen oder Gehörten aus der Fremdsprache in die Muttersprache.

Will man einen hierin nicht aufgeführten lateinischen Ausdruck ins Französische übersetzen, so schlage man (event. mit Hilfe dieses Verzeichnisses) im folgenden Teile in der Reihe der lateinischen Wörter nach.

A.

Acetum	Vinaigre
Acetum pyrolignos.	Vinaigre de bois
. . . . aceticum	Acetate de
Acidum	Acide
Acidum aceticum	Acide acétique
Acidum boricum	Acide borique
Acidum citric.	Acide citrique
Acidum carbolic.	Acide phénique
Acidum carbolic. crud.	Acide phénique brut
Acidum hydrochloric.	Acide chlorhydrique
Acidum hydrochloric. crud.	Acide chlorhydrique ordinaire
Acidum nitricum	Acide nitrique ou azotique
Acidum sulfuric.	Acide sulfurique
Acidum sulfuric. dilut.	Acide sulfurique dilué

Acidum tannicum	Acide tannique ober Tannin
Acidum tartaricum	Acide tartrique
Adeps suillus	Axonge
Aether	Éther
Aloë	Aloès
Alumen	Alun
Ammonium	Ammoniaque
Ammonium bromat.	Bromure d'ammonium
Amylum	Amidon
Amygdalae	Amandes
Antimonium	Antimoine
Antipyrinum	Antipyrine
Aqua	Eau
Aqua Amygd. amar.	Eau d'Amandes amères
Aqua Calcariae	Eau de chaux
Aqua carbolisata	Eau phéniquée
Aqua destillata	Eau distillée
Aqua flor. Aurant.	Eau de fleurs d'oranger
Aqua Plumbi	Eau de Goulard
Argent. nitric.	Nitrate d'argent
Argent. nitric. fusum	Pierre infernale
Arsenicum	Arsenic

B.

Baccae	Baies
Balsamum	Baume
Benzoë	Benjoin
Bismuth. subnitric.	Sousnitrate de bismuth; Magistère de bismuth
Bulbus	Bulbe

C.

Calcaria chlorata	Chlorure de chaux
Calcaria usta	Chaux vive
Calcium	Chaux (craie)
Calcium carbonic.	Carbonate de chaux
Calcium phosphoricum	Phosphate de chaux
Calcium sulfuric.	Sulfate de chaux, Plâtre, Gypse
Camphora	Camphre
Carbo	Charbon
Carbon. sulfurat.	Sulfure de carbone
Caricae	Figues
Caryophylli	Girofles
Catechu	Cachou
Cera (alba, flava)	Cire (blanche, jaune)
Cerat. labiale	Cérat à la rose (rosat)
Cerussa	Céruse

Cetaceum	Blanc de baleine
Charta sinapisata	Papier moutarde (Rigollot)
Chininum	Quinine
Chloroformium	Chloroforme
Chlorum	Chlore
Cocainum	Cocaïne
Coccionella	Cochenille
Codeinum	Codéine
Coffeinum	Caféine
Collodium	Collodion
Cortex	Écorce
Cortex Chinae	Ecorce de Quinquina
Cortex Cinnamomi	Ecorce de Cannelle
Cortex Quercus	Ecorce de chêne
Cubebae	Cubèbes
Cuprum	Cuivre

E.

Elaeosaccharum	Oléosaccharure
Electuarium	Électuaire
Emplastrum	Emplâtre
Emplastrum anglic.	Taffetas anglais
Emplastrum cantharid.	Vésicatoire
Emplastrum extensum	Sparadrap
Emulsio	Emulsion
Extractum	Extrait
Extractum fluidum	Extrait fluide

F.

Faba	Fève
Ferrum	Fer
Ferrum pulv.	Limaille de fer
Ferrum reduct.	Fer réduit
Ferrum sulfuric.	Sulfate de fer
Flores	Fleurs
Flores Cinae	Barbotine, Semence-contra
Flores Malvae	Fleurs de mauve
Flores Rhoeados	Coquelicot
Flores Sambuci	Fleurs de sureau
Flores Spiraeae ulmar.	Reine des prés
Flores Tiliae	Tilleul
Flores Verbasci	Molène, Fleurs du bonhomme, Bouillon blanc
Flores Violae	Fleurs de violette
Folia	Feuilles
Folia Hyoscyami	Feuilles de jusquiame
Folia Juglandis	Feuilles de noyer

Folia Rutae	Feuilles de rue
Folia Salviae	Feuilles de sauge
Folia Sennae	Feuilles de séné
Folia Trifol. fibr.	Trèfle des marais
Folia Uvae ursi	Busserole, Raisins d'ours
Fructus	Fruit, le
Fructus Foenicul.	Fenouil
Fructus Junip.	Baies de genièvre
Fructus Myrtillorum	Myrtille, Brinbelle
Fructus Papaveris	Têtes de pavot
Fructus Petroselini	Semence de persil
Fungus igniar.	Agaric de chêne
Fungus laric.	Agaric blanc

G.

Gallae	Noix de galle
Glycerinum	Glycérine
Gummi arabic.	Gomme arabique

H.

Herba	Herbe
Herba Absinthii	Absinthe
Herba Artemisiae	Armoise
Herba Borraginis	Bourrache
Herba Centauri min.	Petite centaurée
Herba Chamaedrys	Germendrée
Herba Conii	Ciguë
Herba Lactucae	Laitue
Herba Majoran.	Marjolaine
Herba Melissae	Mélisse
Herba Menthae piperitae	Menthe poivrée
Herba Serpylli	Serpolet
Herba Thymi	Herbe de thym
Herba Violae tricol.	Pensée sauvage (des champs)
Hirudines	Sangsues
Hydrargyr.	Mercure
Hydrargyr. bichlorat.	Sublimé, Chlorure mercurique
Hydrargyr. chlorat. mit.	Calomel, Protochlorure de mercure, Chlorure mercureux
Hydrarg. oxyd. flav.	Oxyde de mercure jaune, Précipité jaune
Hydrarg. praecipitat. alb.	Précipité blanc
. . . . hydrochloricum	Chlorhydrate de, Hydrochlorate de

J.

Jodoformium	Jodoforme
Jodum	Jode

K.

Kalium	Potasse, Potassium
Kalium bromat.	Bromure de potasse
Kalium causticum	Potasse caustique; Hydrate de potasse
Kalium chloric.	Chlorate de potasse
Kalium jodat.	Jodure de potasse
Kalium nitric.	Nitrate de potasse; Salpêtre; Sel de nitre
Kalium permanganic.	Permanganate de potasse
Kalium sulfurat.	Foie de soufre
Kreosotum	Créosote

L.

Lignum	Bois
Lignum Guajaci	Bois de gaïac
Linimentum sapon.-ammoniat.	Opodeldoch (solide)
Liquor Ammon. caustic.	Ammoniaque liquide; Alcali volatil
Liquor Ammon. anisat.	Ammoniaque anisée
Liquor Kal. acet.	Acetate de potasse soluté
Liquor Ferr. sesquichlor.	Perchlorure de fer soluté
Liquor Kal. arsenic.	Liqueur de Fowler; Solution arsenicale de Fowler
Liquor Plumbi subacet.	Extrait de saturne
Lycopodium	Lycopode
Lythargyrum	Lytharge

M.

Magnesia usta	Magnésie calcinée
Magnesium	Magnésie
Magnesium carbonic.	Carbonate de Magnésie
Magnesium citric. efferv.	Citrate de Magnésie effervescent
Manganum	Manganèse
Manna	Manne
Mel	Miel
Mel boraxat.	Miel boraté
Morphium	Morphine
Moschus	Musc
Mucilago	Mucilage
Myrrha	Myrrhe

N.

Naphtalinum	Naphtaline
Natrium	Soude, sodium
Natrium bicarbonic.	Bicarbonate de soude

Natrium thiosulfuric.   Hyposulfite de soude
. . . . nitricum   Nitrate de —, Azotate de . . . .
. . . . nitrosum   Nitrite de —, Azotite de . . . .

O.

Oleum   Huile
Oleum aethereum   Huile volatile, Essence
Oleum Amygdalar.   Huile d'amandes douces
Oleum Cacao   Beurre de Cacao
Oleum camphorat.   Huile camphrée
Oleum capillor.   Huile pour les cheveux; Huile
                               antique; Huile de noisette
Oleum Chamomill.   Huile de Camomilles
Oleum Citri   Essence de citron
Oleum jecor. Asell.   Huile de foie de morue
Oleum Olivar.   Huile d'olive (fine)
Oleum Ricini   Huile de ricin
Oleum Terebinthin.   Essence de térébenthine
Opium   Opium
Ossa Sepiae   Sèche

P.

Pasta   Pâte
Pasta Altheae   Pâte de guimauve (— de gomme)
Pasta gummosa   Pâte de jujubes
Pepsinum   Pepsine
Phenacetinum   Phénacétine
Phosphorus   Phosphore
. . . . phosphoricum   Phosphate de . . . .
Pilulae   Pilules
Pix liquida   Goudron
Plumbum   Plomb
Potio Riveri   Potion de Rivière
Pulpa   Pulpe
Pulvis   Poudre
Pulvis aerophor.   Poudre gazeuse (gazogène)
Pulvis dentifric.   Poudre dentifrice
Pulvis Liquirit. comp.   Poudre de réglisse composée

R.

Radix   Racine
Radix Altheae   Racine d'Althéa, Racine de gui-
                               mauve
Radix Gentianae   Racine de Gentiane
Radix Levistici   Racine de livèche
Radix Liquirit.   Racine de réglisse

Radix Rhei	Racine de rhubarbe
Radix Senegae	Racine de polygale
Radix Valerianae	Racine de valériane
Resina	Résine
Rhizoma	Rhizome
Rhizoma Filicis	Racine de Fougère mâle
Rhizoma veratri	Rhizome d'Hellébore blanc
Rhizoma zingiber.	Gingembre

S.

Saccharum	Sucre
Saccharum lactis	Sucre de lait
Sal Carolin. fact.	Sel de Carlsbad
Sapo	Savon
Sebum	Suif
Secale cornut.	Seigle ergoté
Semen	Semence
Semen Cydoniae	Semence de coing
Semen lini	Graines de lin
Semen lini pulv.	Farine de lin
Semen Sinap. pulv.	Farine de moutarde
Semen Strychni	Noix vomique
Sirupus	Sirop
Sirupus Altheae	Sirop d'Althéa, Sirop de guimauve
Sirupus Amygdalar.	Sirop d'orgeat
Sirupus Balsam. tolut.	Sirop de baume de tolu
Sirupus cort. Aurant.	Sirop d'écorce d'orange
Sirupus flor. Aurant.	Sirop de fleurs d'oranger
Sirupus Rhei comp.	Sirop de Chicorée
Sirupus Rubi Idaei	Sirop de framboise
Sirupus simplex	Sirop de sucre
Species	Espèces
Spiritus	Alcool; Esprit de vin
Spiritus aethereus	Gouttes d'Hoffmann
Spiritus camforat.	Alcool camphré, Eau-de-vie camphrée
Spiritus Menth. pip.	Alcool de Menthe
Spiritus saponat.	Esprit de savon
Spiritus saponat. camfor.	Opodeldoch liquide
Stibium	Antimoine
Stibium sulfurat. aurant.	Soufre doré
Stibium sulfurat. nigr.	Antimoine cru
Stibium sulfurat. rubr.	Kermès minéral
Stipites cerasor.	Queues (tiges) de cerise
Stipites dulcamar.	Douce-amère
Succus	Suc
Succus Liquirit.	Jus de réglisse

Sulfur	Soufre
. . . . sulfuricum	Sulfate de
. . . . sulfurosum	Sulfite de

T.

Talcum	Talc
. . . . tartaricum	Tartrate de
Tartarus	Tartre
Tartarus depurat.	Crème de tartre
Tartarus natronat.	Sel de Seignette
Tartarus stibiat.	Tartre stibié
Terebinthina	Térébenthine
Tinctura	Teinture
Tinctura chin. comp.	Teinture de quinquina composée
Tinctura Opii	Teinture thébaique
Tinctura Opii benz.	Elixir parégorique
Tinctura Opii crocat.	Laudanum (de Sydenham)
Tinctura Rhei vinos.	Vin de rhubarbe
Tragacantha	Adragante
Trochisci	Tablettes
Turiones Pini	Bourgeons de sapin
Tubera	Tubercules

U.

Unguentum	Pommade, Onguent
Unguentum boricum	Vaseline boriquée
Unguentum pediculor.	Onguent gris
Unguentum cereum	Cérat jaune (simple)
Unguentum Hydrarg. cin.	Pommade mercurielle
Unguentum Kal. jodat.	Pommade d'Jodure de potasse
Unguentum populeum	Onguent de peuplier
Unguentum Zinci	Pommade de Zinc

V.

Vinum	Vin
Vinum Chinae ferrat.	Vin de quinquina ferrugineux

Z.

Zincum	Zinc
Zincum oxydat.	Oxyde de zinc.

IV. Französisch-lateinisches (=deutsches) Vokabularium.

Bei Benutzung dieses Verzeichnisses wolle man zuerst unter dem Namen des Stichwortes nachschlagen. Wenn z. B. ein Kunde Racine d'Aunée verlangt, so schlage man zuerst unter Aunée nach; dann erst, wenn man dort keine Auskunft findet, unter Racine. Sieht man den Namen eines Salzes, z. B. Azotite de potasse, verschrieben und kennt diesen Namen nicht, so schlage man beide Stichwörter nach: unter „Azotite" wird man die Erklärung „salpetrigsaures Salz" finden, unter „potasse" — Kalium. Die volle Übersetzung des unbekannten Ausdruckes hat man also gefunden in unserem Namen „salpetrigsaures Kalium".

Auf Vollständigkeit kann dieses Verzeichnis, dessen Raum beschränkt ist, nicht Anspruch machen. Auf Provinzialismen konnte naturgemäß keine Rücksicht genommen werden; nur die allgemeiner bekannten Synonyma fanden Aufnahme.

Um Raum zu sparen und das Nachschlagen zu vereinfachen, wurde die Exaktheit manchmal hintangesetzt. So z. B. findet man das Wort „Marjolaine" ohne Artikel und ohne „herbe de". Solche Kürzungen geschahen mit Absicht, um das Finden der gewollten Übersetzung zu erleichtern.

In Fällen, in denen der Artikel zu apostrophieren ist, setzte ich l'e, l'a, um Geschlecht und Notwendigkeit zu apostrophieren gleichzeitig anzuzeigen.

A.

Abeille, l'a	Biene
Absinthe, l'a	Wermut
Absinthe maritime	Artemisia maritima
Absinthe, petite (pontique)	Artemisia pontica
Acacia, Suc d'	Succ. Acaciae
Acajou, Châtaigne d'	Fruct. Anacardii (occid.)
Acanthe molle, l'a	Fol. Acanthi
Acétanilide	Antifebrin
Acétate, l'e (Acetas)	Essigsaures Salz
Acétate d'aluminium	Alumin. acetic.
Acétate d'ammoniaque liquide	Liqu. Ammon. acet.
Acétate d'argile	Alumin. acetic.
Acétate calcique	Calc. acetic.
Acétate de chaux	Calc. acetic.
Acétate de cuivre neutre	Cupr. acetic.
Acétate de deutoxyde de cuivre	Cupr. acetic.
Acétate de cuivre basique	Aérugo
Acétate de cuivre brut	Aërugo
Acétate d'éthyle	Aether acetic.
Acétate normal	Acid. acetic.
Acétate neutre (crist.) de plomb	Plumb. acetic.
Acétate de plomb liquide	Liqu. Plumb. subacet.
Acétate basique de plomb	Liqu. Plumb. subacet.
Acétate de potasse	Kal. acetic.
Acétate de potasse liquide	Liqu. Kal. acetic.
Acétate de soude	Natr. acetic.
Acétate de zinc	Zinc. acetic.
Acétolature, l'a	Acetum medicin.; siehe Codex „Acetum"
Acétolé, l'e	Acetum medicin.; siehe Codex „Acetum"
Acétomellé, l'e	Oxymel
Acet-Phénétidine	Phenacetin.
Acétone, l'a	Aceton
Ache, l'a	Rad. (Herb.) Apii graveol.
Ache des marais	Apium graveolens
Ache des montagnes	Rad. Levistici
Acide, l'e	Acidum
Acide officinal	Acidum purum
Acide acétique	Acidum acetic.
Acide acétique du bois	Acet. pyrolignos.
Acide acétique aromatisé	Acet. aromatic. Cod. p. 38
Acide acétique camphré	Lösung von 15 g Camfor. in 144 g Acid. acetic.
Acide aérien	Acid. carbonic.

Acide d'Ambre	Acid. succinic.
Acide amer	Acid. picrinic.
Acide arsénieux	Acid. arsenicos. (As_2O_3)
Acide arsénique	Acid. arsenicic. (As_2O_5)
Acide azotique	Acid. nitric.
Acide azotique alcoolisé	Spirit. Aether. nitros.
Acide azotique fumant	Acid. nitricum fumans
Acide azotique monohydraté	Acid. nitricum fumans
Acide benzoique (Acide de ben-join)	Acid. benzoic.
Acide borique ou boracique	Acid. boricum
Acide bromhydrique dissous	Acid. hydrobromic. 10 %
Acide carbazotique	Acid. picrinic.
Acide carbolique	Acid. carbolic.
Acide carboneux	Acid. oxalicum
Acide carbonique	Acid. carbonic.
Acide citrique	Acid. citric.
Acide chlorhydrique	Acid. hydrochlor.
Acide chlorhydrique officinal	Acid. hydrochlor. pur. 34 %
Acide chloro-azotique	Aqua regis Cod.
Acide chromique	Acid. chromic.
Acide chrysophanique	Acid. chrysophanic.
Acide crésylique	Cresol
Acide cyanhydrique	Acid. hydrocyan. (Blausäure)
Acide cyanhydrique officinal (médicinal)	Acid. hydrocyan. 1 %
Acide formique	Acid. formicic.
Acide des fourmis	Acid. formicic.
Acide gallique	Acid. gallic.
Acide gallotannique	Acid. tannic.
Acide gaulthérique	Methyl. salicyl.
Acide hydromuriatique (hydro-chlorique)	Acid. hydrochloric.
Acide lactique	Acid. lactic.
Acide marin	Acid. hydrochloric.
Acide muriatique	Acid. hydrochloric.
Acide monothionique	Acid. sulfuric.
Acide nitreux blanc	Acid. nitric.
Acide nitrique	Acid. nitric.
Acide nitrique alcoolisé	Spirit. Aether. nitros.
Acide oléique	Acid. oleinicum
Acide oxynitrique	Acid. nitric.
Acide oxalique	Acid. oxalic.
Acide phénique	Acid. carbolic.
Acide phénique alcoolisé	Acid. carbolic. mit 10 % Spiritus
Acide phénique brut	Acid. carbolic. crud.
Acide picrique	Acid. picrinic.

Acide phosphoreux	Acid. phosphorosum
Acide phosphorique	Acid. phosphoric. ($36\,^0/_0$)
Acide phosphorique glacial	Acid. phosphoric. anhydr.
Acide métaphosphorique	Acid. phosphoric. anhydr.
Acide prussique	Blausäure
Acide pyroligneux	Acet. pyrolignosum
Acide pyroligneux purifié	Acet. pyrolign. rectif.
Acide rhéique	Acid. chrysophanic.
Acide salicylique	Acid. salicyl.
Acide santonique	Santonin
Acide sulfhydrique	Schwefelwasserstoff, H_2S
Acide sulfhydrique dissous	Schwefelwasserstoffwasser
Acide de sucre	Acid. oxalicum
Acide sulfureux	Acid. sulfuros.
Acide sulfurique	Acid. sulfuric.
Acide sulfurique alcoolisé	Mixt. sulfuric. acid.
Acide sulfurique d'Allemagne	Acid. sulfuric. crud.
Acide sulfurique dulcifié	Mixtur. sulf. acid.
Acide tannique	Acid. tannic.
Acide tartareux	Acid. tartaric.
Acide de tartre	Acid. tartaric.
Acide tartrique (tartarique)	Acid. tartaric.
Acide trichloracétique	Acid. trichloracet.
Acide urique	Harnsäure
Acide valérique (valérianique)	Acid. valerianic.
Acide vanillique	Vanillin
Aconit, l'e	Tinct. Aconit. herb
Aconitine, l'a	Aconitin (verschiedene Sorten!!)
Acore, l'e	Rhiz. Calami
Actée, l'a	Rad. Actaeae
Adonide, l'a	Adonis vernalis
Agaric blanc, l'e	Fung. laricis
Agaric de chêne	Fung. igniarius
Agaric des chirurgiens	Fung. igniarius
Agaric purgatif	Fung. laricis.
Aigremoine	Herb. Agrimoniae
Aigrette, l'a	Rumex acetosa
Ail, l'e	Allium sativ. (Knoblauch)
Airelle, l'a	Fruct. Myrtillor.
Albuminate de fer, l'e	Ferr. albuminat.
Albumine, l'a	Albumen
Alcali, l'e	Liqu. Ammon. caust.
Alcali volatil	Liqu. Ammon. caust.
Alcali volatil concret	Ammon. carbon.
Alcali thébaique	Morph. muriat.
Alcaloïde, l'a	Alkaloid
Alchimille, l'a	Herb. Alchemill. vulg.

Alcool, l'e	Spiritus
Alcool ammoniacal anisé	Liqu. Ammon. anis.
Alcool ammonié	Liqu. Ammon. caust. Dzondii
Alcool camphré	Spirit. camphorat.
Alcool d'Ether	Spirit. aether. Cod.
Alcool nitrique	Spirit. Aether. nitros.
Alcool phénique	Acid. carbolic.
Alcool de savon	Spirit. saponat.
Alcool de soufre	Carbon. sulfurat.
Alcool de vinaigre	Acid. acetic.
Alcoolat, l'e	Vide Cod. p. 39
Alcoolat de Garus	Vide Codex p. 39
Alcoolature, l'a	Alkoholische Tinktur aus frischem Kraute, siehe Codex!
Alcoolature vulnéraire	Aqua vulnerar. rubra Cod. p. 41
Alcoolé, l'e	Solutio spirituosa; Tinctura
Alcoolé d'acide azotique	Spirit. aether. nitros.
Alcoolé d'acide hydrochlorique	Acid. mur. 1. Spirit. 8.
Alcoolé d'acide sulfurique	Mixtur. sulfur. acid.
Alcoolé d'ammoniaque	Liqu. Ammon. caust. Dzondii
Alcoolé de camphre	Spirit. camphor.
Alcoolé de savon	Spirit. saponat.
Aldéhyde, l'a	Aldehyd.
Alkékenge	Fruct. Physalis (Judenkirsche)
Alliage, l'a	Metallmischung
Alliaire	Herb. Erysim. alliar.
Aloès, l'e	Aloë
Aloès des Barbades	Barbados-Aloë
Alumine	Alumin. (oxydat.)
Alun, l'e	Alumen
Alun brûlé	Alumen ustum
Alun calciné (desséché)	Alumen ustum
Alun de plume	Alumen plumosum
Alun potassique	Alumen
Amadou (non salpetré), l'e	Fungus igniarius
Amandes f. (douces, amères)	Mandeln (süße, bittere)
Amandier, l'e	Mandelbaum
Amandine	Eine Zahnpasta
Ambrette	Bisamsamen
Ambroisie	Summit. Chenopod. ambros.
Ambre, l'e (gris)	Ambra (grisea)
Ambre blanc	Cetaceum
Ambre jaune	Succinum
Amer de bœuf	Fel tauri
Amer de Welter	Acid. picrinic.
Amiante, l'e	Asbest
Amidon, l'e	Amylum

Ammi	Fruct. Ammi coptic.
Ammoniaque, l'a	Liqu. Ammon. caust. vide p. 46
Ammoniaque anisée	Liqu. Ammon. anisat.
Ammoniaque liquide	Liqu. Ammon. caust. p. 46
Ammoniaque, gomme d'—	Ammoniacum
Ammoniure de fer	Ferr. chlorat. ammon.
Amome, l'e	Fruct. Cardamom.
Amome des Indes	Rhizom. Zingiber.
Ampoule, l'a	Röhrchen (mit Injektionslösung)
Anacarde	Fruct. Anacardii
Analgésine, l'a	Antipyrin.
Androsème	Herb. Hyperici
Anémone pulsatille, l'a	Anemone pulsatilla
Anestyle	Äthylchlorid + Methylchlorid
Aneth	Fruct. Anethi
Angélique, l'a	Rad. Angelicae
Angosture	Cort. Angosturae
Anhydride santonique	Santonin
Aniline, l'a	Anilin
Anis couvert (sucré)	Dragées mit Anis
Anis vert, l'e	Fruct. Anis. vulg.
Anis étoilé	Fruct. Anis. stellat.
Ansérine sauvage, l'a	Herb. Chenopodii
Anthyllide vulnéraire	Herb. Anthyllis vulner.
Antidote, l'e	Das Gegengift
Antifébrine, l'a	Acetanilid.
Antimoine, l'e	Stibium
Antimoine cru	Stibium sulfurat. nigr.
Antimoine diaphorétique lavé	Kal. stibic.
Antimoine sulfuré	Stib. sulfurat. nigr.
Antimoniate, l'e	Das Antimonsalz
Antimoniate acide de potasse	Kal. stibicum
Antipyrine, l'a	Antipyrin.
Antofles, les m.	Antophylli
Apiol	Extr. spirit. Petrosel. sativi
Apomorphine, l'a	Apomorphin.
Apone	Tinct. Capsici c. Liqu. Ammon. caust.
Apozème, l'e	Abkochung (Decoctum)
Apozème blanc	Decoct. album Cod. p. 42
Apozème de grenadier	Decoct. cort. Granat. Cod.
Apozème laxatif	Decoct. laxans Cod.
Apozème de mie de pain	Decoct. album Cod.
Apozème purgatif	Decoct. purgans Cod.
Apozème vermifuge	Decoct. cort. Granat. Cod.
Arbousier	Arbutus Unedo
Argent, l'e	Argentum

Argent corné	Argentum chlorat.
Argent vif	Hydrargyr.
Argentine	Herb. Potentillae
Argile blanche, l'a	Bolus alba
Argile ocreuse	Bolus rubra
Armoise, l'a	Herb. Artemisiae
Armoise amère	Herb. Absinth.
Arnique	Herb. Arnicae
Arnica	Tinct. Arnicae
Arquebusade, Eau d' —	Aqu. vulnerar. Cod.
Arrête-bœuf	Rad. Ononidis
Arséniate, l'e	— arsenicicum (arsensaures Salz)
Arsenic, l'e	Arsenik (Metall)
Arsenic blanc	Acid. arsenicos.
Arsenite, l'e	Arsenigsaures Salz (— arsenicosum)
Arum	Tuber. Ari
Asaret	Herb. Asar. europ.
Asclépiade	Herb. Vincetoxici
Ase fétide, l'e	Asa foetida
Asperge, l'a	Asparag. officinal.
Aspérule, l'a	Herb. Asperulae
Aspic	Herb., Flor. Lavandul.
Aspic, huile d'—	Ol. Lavandul.; Ol. Spicae
Atropine, l'a	Atropin.
Aubépine, l'a	Crataegus oxyacantha
Aune, l'e	Betula alnus (Erle)
Aurose femelle	Flor. Santolinae
Aunée, l'a	Rad. Helenii
Aubrée, Elixir	Vide Codex p. 43
Aurone des jardins	Herb. Abrotani
Aurone mâle	Herb. Abrotani
Avoine, l'a	Avena sativa
Axonge, l'a	Adeps suill.
Axonge benzoïnée	Adeps benzoat.
Azocarbure, l'e	Cyansaures Salz
Azotate, l'e	— nitricum
Azotate d'argent	Argent. nitric.
Azotate hydrique	Acid. nitric.
Azotate de mercure et d'ammoniaque	Mercur. solub. Hahnem.
Azotate mercureux crist.	Hydrarg. nitric. cryst.
Azotate mercurique liquide	Saure Lösung von Hydrarg. nitric. 70 %
Azotate de protoxyde de mercure	Hydrarg. nitric. cryst.
Azotite, l'e	Salpetrigsaures Salz (— nitros.)
Azotite d'amyle	Amyl. nitrosum

Azotite d'éthyle	Aether nitrosus
Azoture d'hydrogène	Liqu. Ammon. caustic.

B.

Badiane, la	Fruct. Anis. stellat.
Baie, la	Bacca
Baie de Genièvre	Fruct. Iuniper.
Bains, les m.	Die Bäder
Bain acide, alcalin	Vide Codex Original
Bain de sel marin	Vide Codex Original
Bain pédiluve	Fußbad (vide Codex Original)
Bain de Barèges	Bad mit Kal. sulfurat.
Bain de Pennès	Vide Sel de Pennès p. 82
Balane	Glandul. (Eichel)
Balaustier, le	Punica Granat.
Balaustes	Flor. Granati
Balsamite	Herb. Balsamitae
Bandage, le	Die Bandage, das Bruchband
Bande, la	Die Binde
Barbotine, la	Flor. Cinae
Bardane, la	Rad. (Lappae) Bardan.
Ballote	Herb. Ballotae
Barille, la	Die Soda
Baryte, la	Baryum (Baryumoxyd)
Basilic	Herb. Ocimi basilici
Bâtardes	Handelsware von Zucker
Bâtons de jus	Succ. Liquirit. in Stangen
Bâtons de réglisse	Succ. Liquirit. in Stangen
Battitures de fer	Ferr. oxydat. nigr.
Baume, le	Balsamum
Baume anodin	Linim. sapon.-camfor. opiat.
Baume Chiron	Rote Wundsalbe mit Bals. peruv.
Baume du commandeur de Permes	Tinct. Benzoës compos.
Baume de Gurgun	Balsam. Gurjunae (Wood-oil)
Baume Fioraventi	Balsam. Fioraventi Codic.
Baume des Indes	Balsamum peruvian.
Baume de Metz	Heilsalbe mit Aërugo
Baume nerval	Ungt. nervin.
Baume Opodeldoch	Linim. sapon. camfor.
Baume Opodeldoch liquide	Spirit. sapon.-camfor.
Baume du Pérou	Balsamum peruvian.
Baume de pin	Ol. Terebinth.
Baume de Sansonate	Balsam. peruvian.
Baume de savon	Opodeldoc
Baume de soufre	Ol. Lini sulfurat.
Baume de tolu	Balsam. tolutan.

Baume tranquille	Ol. Hyoscyam. comp. = Balsam. tranquill. Codic.
Baume tranquille chloroformé	Ol. Hyoscyam. comp. mit 10 % Chloroform
Baume de vie d'Hoffmann [1])	Mixt. oleoso-balsamic.
Baumé, Gouttes amères de —	Vide Codex p. 44
Bechion	Flor., Fol. Farfarae
Belladone, la	Fol. Belladonnae
Benjoin, le	Benzoë (Cod.)
Benoite, la	Herb. Gei urbani
Benzine, la	Benzin
Benzoate, le (Benzoita)	Benzoëſaures Salz
Berbéride, la	Fol. Berberidis
Bergamotte, huile de —	Ol. Bergamottae
Besinge	Fruct. Myrtillor.
Bétoine	Fol. Betonicae
Beurre d'Antimoine, le	Butyr. Antimonii
Beurre de Cacao	Ol. Cacao
Beurre de muscade	Ol. Nucistae
Beurre de saturne	Acet. Plumb. 1. Ol. Olivar. 2.
Beurre de violette	Ol. Iridis
Beurre de zinc	Zinc. chlorat.
Biborate de soude	Borax
Bicarbonate, le	Doppeltkohlenſaures Salz
Bichlorure de mercure	Hydrarg. bichlorat.
Bichlorure de méthylène	Methylen. chloratum.
Bicyanure de mercure	Hydrarg. cyanatum
Biel de bœuf	Fel Tauri
Bière médicinale, la	Mediziniſches Bier
Bigarade	Fruct. Aurant. amar.
Bijodure de mercure, le	Hydrarg. bijodat.
Bioxalate de potasse, le	Oxalium
Bioxyde de manganèse	Mangan. hyperoxydat.
Biphosphas calcicus	Calc. phosphoric. acid.
Biphosphate, le [2])	Saures phosphorſaures Salz (pri= märes Salz)
Biscuit, le	Zwieback
Bistorte	Rhiz. Polyg. bistort.
Bitartras potassicus	Tartar. depurat.
Bitartrate de potasse, le	Tartar. depurat.
Bitume, le	Bitumen
Black drops	Gouttes noires anglaises Cod.
Blanc de baleine, le	Cetaceum
Blanc de bismuth	Bismuth. subnitric.

[1]) Andere Balſame vide in Codex Original oder Dorvault.
[2]) Bi—ſalze ſchlage man unter dem einfachen Namen des Salzes nach.

Blanc de céruse	Cerussa
Blanc de fard	Bismuth. subnitric.
Blanc fixe	Baryta sulfurica
Blanc d'Espagne	Calc. carbonic.
Blanc de Meudon	Calc. carbonic.
Blanc de Paris (— Troyes)	Calc. carbonic.
Blanc de zinc	Zinc. oxydat.
Blé cornu, le	Secal. cornut.
Bleu céleste, le	Coeruleum
Bleu de Prusse (Berlin)	Berliner Blau
Bleuet (Bluet), le	Herb. Centaur. cyani
Bois, le	Lignum
Bois d'absinthe	Lignum Quassiae
Bois amer	Lignum Quassiae
Bois de Brésil	Lignum Fernambuci
Bois de Campêche	Lignum Campechian.
Bois doux	Rad. Liquirit.
Bois de gaïac	Lignum Guajaci
Bois gentil	Cort. Daphne mezerei
Bois d'Inde	Lignum Campechian.
Bois de panama	Cort. Quillajae
Bois de Pavane	Lignum Crotonis
Bois de réglisse	Rad. Liquirit.
Bois de Rose (de Chypre)	Lignum Rosae
Bois sudorifique	Spec. sudorific. Cod.
Boisson médicinale, la	Vide Tisane (Tee)
Bol d'Arménie, le	Bolus rubra
Bol blanc	Bolus alba
Bol rouge	Bolus rubra
Boiet amadou, le	Fung. igniar.
Bonferme	Tinct. aromatica
Bonhomme, fleurs de —	Flor. Verbasci
Borate de soude, le	Borax
Boricine, la	Siehe Spezialitäten
Boucage, racine de —	Rad. Pimpinellae
Bougie, la	Zylinder für die Harnröhre
Bougrane	Rad. Ononidis
Bouillon aux herbes, le	Tisane d'oseille composée Codic. Origin.
Bouillon blanc	Flor. Verbasci
Bouillon médicinal	Fleischbrühe mit Arzneizusatz
Boules barègiennes	Globul. Kal. sulfurati
Boules de gomme	Pasta gummosa
Boules de Nancy, les f.	Globul. martiales
Bouquetin	Rad. Pimpinell. magn.
Bourdaine, écorce de —	Cort. Frangulae
Bourgène, écorce de —	Cort. Frangulae

Bourgeons d'asperge, les m.	Turion. Asparag.
Bourgeons de peuplier	Turion. Populi
Bourgeons de sapin, les m.	Turiones Pini
Bourguépines	Fruct. Rhamn. cathart.
Bourrache, la	Herb. Borraginis
Bourse à pasteur	Herb. burs. pastor.
Bouton, d'or, les m.	Ranunculus acris
Brai, le	Eine Teerart
Branc; Branche ursine	Fol. Acanthi
Breuvage, le	Potio veterin.
Brembelles, les f.	Fruct. Myrtillor.
Brinbelles, les f.	Fruct. Myrtillor.
Brome, le	Bromum
Bromidia	Siehe Spezialitäten
Bromoforme, le	Bromoform.
Bromure, le	Bromsaures Salz
Bromhydrate, le	Bromsaures Salz
Bromuretum	Bromsaures Salz
Bromure d'éthyle	Aether bromat.
Bromure de fer hydraté	Sol. Ferri bromat. 33 %
Bromure de formyle	Bromoform
Brou de noix, le	Die grüne Schale der Walnuß
Brutolé, le	Medizinisches Bier
Bryone, la	Rad. Bryoniae
Bryone noire	Tub. Jalap.
Bucco; Buchu	Fol. Bucco
Buglosse	Herb. Anchus. offic.
Bugrane, la	Rad. Ononidis
Buis, le	Buxus sempervirens
Bulbe, le	Bulbus
Busserole, la	Fol. Uvae ursi

C.

Cabaret	Asarum europaeum
Cachet, le	Capsula (Limousin)
Cachundé, pastilles	Kaupastillen (aus Aloë 2c.)
Cachou, le	1. Catechu
	2. Cachou (Succ. Liquir.)
Cade, Huile de —	Ol. Cadini
Café de gland, le	Gland. quercus tost.
Caféier, le	Kaffeebaum
Caféine, la	Coffeinum
Caille-lait	Herb. Galii
Cajeput, huile de —	Ol. Cajeputi
Calament	Herb. Calaminth.
Caliche	Natr. nitric. cr.

Caméléon violet	Kal. permangan.
Camomilles de l'Allemagne	Flor. Chamomill. vulg. (in Frankreich wenig bekannt)
Camomilles, petites f.	Flor. Chamomill. vulg.
Camomilles, grosses	Flor. Chamomill. rom.
Camomilles romaines	Flor. Chamomill. rom.
Campêche, bois de —	Lign. Campechian.
Camphre, le	Camphora
Camphre monobromé	Camphora monobromata
Candiole	Fruct. Ceratoniae
Canne de Provence	Rhiz. Arundinis
Cannelle (de Chine), la	Cort. Cinnam.
Cannelle de Ceylon	Cort. Cinnam. Zeylan.
Cannelle blanche	Cort. Cannellae albae
Cantharide, la	Kantharide
Caoutschouc, le	Kautschuk
Capillaire, le (de Montpellier)	Herb. capill. Veneris
Capillaire du Canada	Herb. Adianth. pedati
Capitules, les	Flores
Capsule, la	Capsula
Capsules gélatineuses	Capsulae gelat.
Capsules de Mothes[1])	Capsulae gelat. Bals. copaivae
Capsules de pavot	Capit. Papaveris
Capuchon, le	Herb. Aconit.
Carbonas	Kohlensaures Salz
Carbonate, le	— carbonicum
Carbonas calcicus	Calc. carbonic.
Carbonas potassicus	Kal. carbonic.
Carbonate acide	Doppeltkohlensaures Salz
Carbonate saturé	Doppeltkohlensaures Salz
Carbure de soufre	Carboneum sulfurat
Carbide de soufre	Carboneum sulfurat.
Cardamome, le	Fruct. Cardamomi
Carotte, la	Daucus carota
Caroube, la (Carouge)	Fruct. Ceratoniae (Johannisbrot)
Carton fumigatoire, le	Charta nitrata
Cascarille, la	Cort. Cascarillae
Cascarine	Siehe Spezialitäten
Casse (en bâtons), la	Fruct. Cass. fistul.
Casse-lunettes	Herb. Euphrasiae
Cassis, feuilles du —	Fol. Rib. nigr.
Castoréum, le	Castoreum
Cataplasme, le	Der Breiumschlag
Cataplasme de moutarde	Breiumschlag mit Senfmehl

---

[1]) Andere „Capsules" siehe unter den Spezialitäten S. 73.

Cataplasme de fécules de pomme de terre	Breiumschlag mit Kartoffelmehl
Cataplasme vinaigré	Amyl. 3. Acet. 1
Cathérétique, le	Ein Ätzmittel
Caustique, le	Hautätzendes Mittel (siehe S. 16)
Caustique au chlorure de zinc	50 % Zinc. chlorat. mit Wasser und Mehl
Caustique de Filhos	Stäbe von Calcar. viennens.
Caustique de Vienne	Calcar. Viennensis
Cédronnelle	Herb. Melissae
Céline, la	Herb. Melissae
Céleri sauvage (des marais)	Apium graveolens
Cendres d'éponges, les f.	Schwammasche
Cendres de plomb	Cerussa
Centaurée (petite), la	Herb. Centaurii
Cérat, le	Wachssalbe
Cérat blanc (de Galien)	Vide Codex (p. 42)
Cérat belladoné	Vide Codex (p. 41)
Cérat cosmétique	Cold Cream
Cérat labial	Cerat labiale
Cérat à la Rose	Cerat labiale
Cérat de Galien	Codex (p. 42)
Cérat jaune	Codex (p. 42)
Cérat laudanisé	Codex (p. 42)
Cérat de saturne	Ungt. Plumbi
Cérat de Goulard	Ungt. Plumbi
Cérat saturné et camphré	Ungt. Plumbi + 10 % Kampfer
Cérat simple[1])	Codex (p. 42)
Céréolé, le	Vide Cérat
Cerfeuil	Herb. Chaerophyll. sat.
Cerisier, le	Kirschbaum
Cerises, les f.	Kirschen
Cerises à grappes	Vogelkirschen
Céruse, la	Cerussa
Cétine, la	Cetaceum
Cévadille, la	Sem. Sabadillae
Cévadille, Teinture de —	Tinct. Sabadillae
Chanvre, le	Cannabis sativa
Chanvre indien (d'Inde)	Cannabis indica
Charbon, le	Carbo
Charbon de Belloc	Siehe „Spezialitäten"
Charbon d'éponge	Schwammasche (Cod.)
Charbon minéral	Plumbago
Charbon végétal	Carbo ligni (populi)

[1]) Namen und Vorschriften anderer Cerate siehe Dorvault.

Chardon bénit, le (— Marie, — Notre Dame)	Herb. Card. benedict.
Chardon étoilé	Rad. Centaur. calcitrap.
Chardon Roland	Rad. Eryngii camp.
Charge, la	Eine kräftige Einreibung für Vieh
Chasse-diable	Herb. Hyperici
Châtaigne, la	Die Kastanie
Chaux, la	Calcium (Calcar. usta)
Chaux éteinte (hydratée)	Calciumhydroxyd
Chaux vive	Calcar. usta
Chaux d'arsenic	Acid. arsenicos.
Chaux carbonatée	Calcar. carbon.
Chélidoine	Herb. Chelidonii
Chêne, le	Die Eiche (Eichbaum)
Chêne, écorce de	Cort. Quercus
Chènevis, graines de —	Fruct. Cannabis
Chenopode, le	Herb. Chenopodii
Chèvrefeuille	Flor. Lonizerae
Chicorée (sauvage), la	Rad. Cichorei Intyb.
Chicorée, sirop de	Sirup Rhei comp.
Chiendent, le	Rhiz. Graminis
Chiendent des Indes	Rad. Andropog. muricat.
Chloral hydraté, le	Chloralhydrat
Chloral crotonique	Butylchloral
Chlorate (Chloras), le	Chlorsaures Salz
Chlorate de potasse	Kal. chloric.
Chlore, le	Chlorum
Chlore dissous	Aqua chlorata
Chlorhydrate, le	Chlorsalz, vide Chlorure
Chlorhydrate de Quinine basique et neutre	Basisches u. neutrales Chinin. muriat. (zu unterscheiden)
Chlorhydrophosphate de chaux	Sol. Calc. phosphor. mit Ac. mur.
Chloride, le	Vide Chlorure
Chloride hydrique	Acid. hydrochloric.
Chlorite, le	Hypochlorite (Chlorure)
Chloroforme, le	Chloroform
Chlorojodure de mercure	Hydrarg. bichlorat. + Hydrarg, bijodat.
Chlorure, le	. . . chlorat.
Chlorure de chaux sec	Calcar. chlorata
Chlorure de potasse	Kal. chloricum
Chlorure de méthyle bichloré	Chloroform
Chloruretum	Vide Chlorure
Chlorure ferreux	Ferrochlorid
Chlorure ferrique	Ferrichlorid (Liqu. Ferr. sesquichlorat.)
Chlorure de fer liquide	Liqu. Ferr. sesquichlorat.

Chlorure de fer et d'ammoniaque	Ferr. chlorat. ammon.
Chlorure mercureux	Hydrarg. chlorat. (Calomel)
Chlorure mercureux précipité	Hydrarg. praecip. alb.
Chlorure mercurique	Hydrarg. bichlorat.
Chlorure d'éthyle	Aether chlorat.
Chlorure de soude liquide	Liqu. Natr. hypochlorosi
Chocolat médicinal, le [1])	Medizinische Chokolade
Chromate, le	Chromsaures Salz
Chromate neutre de potasse	Kal. chromic.
Chromate acide de potasse	Kal. bichromic.
Cicutaire	Cicuta virosa
Cierge de Notre-Dame	Flor. Verbasci
Cigares médicinaux, les [1])	Medizinische Zigarren
Cigarette, la	Zigarette (siehe Spezialitäten)
Ciguë, la	Herb. Conii
Cinéol	Eucalyptol.
Cinnabre, le	Hydrarg. sulfurat. rbr.
Cinq racines (apéritives)	Spec. diuretic. p. 58 u. 69
Cirage, le	Wichse
Cire blanche, la	Weißes Wachs
Cire jaune	Gelbes Wachs
Cire du Japon	Cera japonica
Citrate (Citras), le	Zitronensaures Salz
Citrate de sesquioxyde de fer	Ferr. citric.
Citrate de fer et d'ammoniaque	Ferr. citric. ammon.
Citrate de magnésie granulé	Magn. citric. efferv.
Citrate normal	Acid. citric.
Citron, le	Zitrone
Citronille, semence de	Sem. Cucurbit. pepo
Citronnelle	Herb. Abrotani
Citrophosphate de chaux, le	Sol. Calc. phosphor. in Acid. citric.
Clématite, la	Clematitis
Clous aromatiques, les m.	Caryophyll.
Clous fumants	Candelae fumal.
Clous de Girofle	Caryophylli
Clous matrices	Antophylli
Clystère, le	Klystier
Coaltar, le	Steinkohlenteer
Cochléaria	Herb. Cochleariae
Cocaïne, la	Cocain.
Cochenille, la	Coccionella
Coco	Succ. Liquir. + Koriander
Codéine, la	Codein.
Coing, le	Die Quitte
Colchique, le	Semen (Bulb.) Colchici

---

[1]) Namen und Vorschriften siehe Dorvault.

Colcothar	Caput mortuum
Colle, la	Der Leim
Colle de Flandre	Gelatina
Colle de poisson, la	Ichthyocolla
Collier anodin, la	Zahnhalsband
Collodion, le	Collodium
Collodion élastique	Collodium elastic. (Cod. p. 42)
Collodion élastique iodé	Collodium elastic. mit 3 %/o Jod
Collutoire, le[1]	Mundgurgelwasser
Collyre, le[1]	Augenmittel (Augenwasser)
Collyre adstringant	Zinc. sulfur. 0,15. Aqua Rosar. 100
Collyre ammoniacal	Vide Dorvault
Collyre de Lanfranc	Mixtur. cathérét. Cod. p. 47
Collyre au sulfate de zinc	Sol. Zinc. sulf. 0,15 : 100
Collyre sec au Calomel	Calomel Sacch. āā p.
Colophane, la	Colophonium
Coloquinte, la	Fruct. Colocynth.
Compresse, la	Die Kompresse
Compte-gouttes, le	Tropfenzähler
Condit, le	Die verzuckerte Droge
Concombre, le	Gurke (sem.)
Condurango, le	Cort. Condurang.
Cônes de houblon, les m.	Strobuli Lupuli
Cônes antiasthmatiques (fumiga-toires)	Candelae fumal. antiasthmat.
Conserves, les f.	Konserven; Vorschriften s. Dorvault
Conserves de Rose	Vide Codex p. 42
Consoude, la	Rad. Consolidae
Contrepoison, le	Das Gegengift
Copahu (Baume de)	Balsam. Copaiv.
Coq	Herb. Balsamitae
Coque du Levant	Fruct. Coculi
Coquelicot, le	Flor. Rhoeados
Coqueluchon	Herb. Aconiti
Coriandre, le	Fruct. Coriandri
Corne de cerf, la	Cornus cervi
Cornichon, le	Die kleine Gurke
Cornichons de cerf	Cornus cervi
Cosmétique, le	Kosmeticum
Coton, le	Watte
Coton iodé	Jodwatte (Cod. p. 42)
Coton minéral (de verre)	Glaswolle
Cougourde	Lagenaria vulgaris
Couperose blanche, la	Zinc. sulfuric.
Couperose bleue	Cupr. sulfuric.

---

[1] Vorschriften und Namen siehe Dorvault.

Couperose verte	Ferr. sulfuric.
Courge Potiron	Sem. cucurbit. maxim.
Couronne de St. Jean	Herb. Artemisiae
Craie, la	Calcar. carbon.
Craie blanche (précipitée)	Calcar. carbon.
Craie de Briançon	Talcum
Craie magnésienne	Magnes. carbon.
Craie de plomb	Cerussa
Craie de soude	Natr. carbonic.
Crayon, le	Stift
Crème, la	Pasta. mollis
Crème de riz, la	Sem. Oryzae plv.
Crème de soufre	Sulfur. sublimat.
Crème de tartre	Tartar. depurat.
Crème de tartre soluble	Tartar. boraxat. (Tart. natronat.)
Crème Grolich, Simon etc.	Siehe Spezialitäten
Créoline, la	Kreolin
Créosote, la	Kreosot
Cresson de Fontaine, le	Herb. Nasturtii
Cresson de Para	Fol. Spilanth.
Crésyle, la	Kreolin
Crève-chien	Fruct. (Fol.) Solani nigri
Christaux de Vénus	Cupr. acetic.
Cubèbe, le	Fruct. Cubebae
Cuivre, le	Cuprum
Cuivre ammoniacal	Cuprum sulfur. ammon.
Cumin, le	Fruct. Cumini
Cumin noir	Sem. Nigell. nigr.
Cumin des prés	Fruct. Carvi
Cyanhydrate, le	Cyanure
Cyanoferrure de potasse	Kal. ferrocyanat.
Cyanure, le	Cyansaures Salz
Cyanure de fer	Ferroferricyankalium (Berl. Blau)
Cyanure de fer et de potasse	Ferrocyankalium
Cyanure jaune	Ferrocyankalium
Cyanure de fer et de quinine	Chinin. ferrocyanat.
Cyanure de mercure	Hydrarg. cyanat.
Cyanure mercurique	Hydrarg. cyanat.
Cyanure de potasse	Kal. cyanat.
Cyanuretum	Cyansaures Salz
Cyclame	Cyclamen europaeum
Cynoglosse, la	Cort. rad. Cynoglossi
Cynorrhodon	Fruct. Rosae caninae

D.

Dattes, les f.	Datteln
Daucus de Crète	Fruct. Athamantae cret.

Décocté, le	Vide Tisane
Decoction blanche, la	Decoct. alb. Cod. p. 42
Decoction de Sydenham	Decoct. alb. Cod. p. 42
Decoction de grenadier	Decoct. cort. Granat. p. 42
Decoction vermifuge	Decoct. cort. Granat. p. 42
Decoction de Zittmann	Decoct. Sarsap. comp.
Dent de lion, la	Herb. Taraxaci
Dentifrice, le	Zahnmittel
Dépilatoire, le	Das Enthaarungsmittel
Désinfectant, le	Desinficiens
Deuto-Salz, siehe unter dem einfachen Namen des Salzes	
Deutochlorure de mercure	Hydrarg. bichlorat.
Deutochlorure de fer	Ferrichlorid.
Deutoiodure de mercure	Hydrarg. bijodat.
Deutoxyde de plomb	Minium
Dextrine, la	Dextrin
Diachylon, le	Empl. diachylon.
Diascordium	Electuar. Diascord. pulv. (ähnlich dem Theriakpulver)
Dictame blanc, le	Herb. Dictamni
Dictame de Crète	Herb. Origan. Dictamni
Digitale, la	Herb. Digitalis
Digitaline, la	Digitalin. (verschied. Sorten!!)
Dioscoride	Acid. arsenicos.
Dita, écorce de —	Cort. Alstoniae
Dithymol biiodé	Aristol.
Doigtier, le	Digitalis purpurea, auch Fingerling, Däumling
Douce-amère	Stipites Dulcamar.
Dragée, la[1]	Die überzuckerte Pille
Dragon	Hydrarg. bichlorat.
Dragon mitigé	Hydrarg. chlorat.
Drogue amère	Eine Tinct. Aloés compos.

E.

Eau, l'a	Aqua
Eau acidule bicarbonatée	Sodawasser; vide Cod. Orig.
Eau acidule saline	Selterswasser; vide p. 87
Eau albumineuse	4 Eiweiß auf 1 Liter Wasser
Eau alcaline gazeuse	Wasser, wie Vals, Vichy 2c.; vide Cod. Orig.
Eau d'alun composée	Zinc. sulf., Alumin. sulf. āā 1,5. Aqua 100
Eau d'amandes amères	Aqua Amygdal. amar

---

[1] Namen und Vorschriften siehe S. 75 oder Dorvault.

Eau angélique	Purgierwasser mit Tart. depur. und Manna
Eau ammoniacale camphrée	Aqua sedativ. p. 40 u. 66
Eau bénite Ruland	Vin. stibiat.
Eau blanche	Aqua Plumbi
Eau de Botot	Siehe Spezialitäten S. 75
Eau camphrée	1,0 Camphor. in 100 g Aqua
Eau céleste	1. Aqua ophthalmic. (Sol. cupr. sulf.)
	2. Solut. conc. cupr. sulf. für Weinberge
Eau de cerises	Kirschwasser
Eau de chaux	Aqua Calcis
Eau chlorée	Aqua chlori
Eau chloroformée	20 gtt. Chloroform. auf 100 g Wasser
Eau de cuivre	Sol. Acid. oxal. 15 %; auch Acid. sulfur. dil.
Eau dentifrice	Zahnwasser
Eau distillée	Aqu. destillat.
Eau divine	Sol. Cupr. aluminat.
Eau de fleurs d'oranger	Aqu. flor. Aurant.
Eau forte	Acid. nitric.
Eau gazeuse	Selterswasser
Eau gazeuse édulcorée	Limonade
Eau gommeuse	Gummi arab. 2. Aqu. 100
Eau de goudron	Aqu. Picis 3 % Cod. p. 40
Eau de Goulard	Aqu. Plumbi
Eau hydrosulfurée	Aqu. hydrosulfurat.
Eau de Javelle	Liqu. Natr. (Kal.) hypochloros.
Eau de St. Jean	Augenwasser mit Zinc. und Cupr. sulf.
Eau iodurée	Sol. Lugoli
Eau de laurier-cerise	Aqu. lauroceras. Cod. p. 40
Eau de laitue	Aqu. lactucae Cod. p. 39
Eau de Lavande	Spir. lavandul.
Eau magnésienne	Aqua Magnes. Cod. p. 40
Eau de Mélisse	Spir. Melissae
Eau de Menthe poivrée	Aqu. Menth. pip. Cod.
Eau mercurielle caustique	Vide Cod. p. 43
Eau minérale	Mineralwasser
Eau ophthalmique	Augenwasser
Eau oxygenée	Hydrogen. peroxydat.
Eau phagédénique	Sublimat. 1. Aqu. Calc. 500
Eau phéniquée	Aqu. carbolisat. Cod.
Eau de potasse concentrée	Liqu. Kal. caustic.
Eau de quinine	Spirit. Chinini

Eau de Rabel	Mixt. sulfuric. acid.
Eau régale	Aqu. regis p. 40
Eau de Rose	Aqu. Rosar. (natur. Codic.)
Eau saline purgative	Aqu. Sedlitz. Cod. p. 40
Eau de Sedlitz	Aqu. Sedlitz. Cod. p. 40
Eau sédative de Raspail	Aqu. sedativa Cod. p. 40
Eau sulfurée	Aqu. hydrosulfurat.
Eau-de-vie	Spirit. frumenti (Schnaps)
Eau-de-vie camphrée	Spirit. camphorat. dil. p. 58
Eau-de-vie allemande	Tinct. Jalap. compos.
Eau virginale	Sol. Zinc. acet. 3 %
Eau vulnéraire rouge	Aqu. vulnerar. rubr. Cod.
Eau vulnéraire spiritueuse	Aqu. vulneraria Cod.
Ecailles d'huîtres	Conchae praeparat.
Écorce, l'a	Cortex
Ecorce de Brésil	Cort. Buranham
Ecorce de Panama	Cort. Quillaiae
Ecorce de Pérou	Cort Chinae
Ecorce de Quinquina	Cort. Chinae
Ecorce sacrée	Cort. Cascar. Sagrad.
Edulcoration, l'a	Der Zuckerzusatz
Électuaire, l'e	Electuarium
Electuaire absorbant	
Electuaire aromatique	
Electuaire diascordium	
Electuaire lénitif	und andere Electuaria siehe Codex Original oder Dorvault
Electuaire opiacé	
Electuaire de safran composé	
Electuaire de séné composé	
Electuaire thériaque	
Eléolé, l'e	Oleum medicinale
Élixir, l'e	Elixir
Elixir amer	Tinct. Gentian. comp.
Elixir amer de Peyrilhe	Tinct. Gentian. alcalina p. 61
Elixir antigoutteux de Villette	Elix. Sarsap. et Chinae comp.
Elixir créosoté	1,5 Kreosot in 100 g Rum
Elixir de Garus	Cod. p. 43
Elixir antiasthmatique Aubrée	Vide Cod. p. 43
Elixir de longue vie	Tinct. Aloës compos.
Elixir parégorique	Tinct. extr. Opii camph. Cod. p. 61
Elixir de Pepsine	Vide Cod. p. 43
Elixir stomachique (de Stoughton)	Tinct. Absynth. comp.
Elixir sacré	Tinct. Aloës c. Rheo.
Elixir suédois	Tinct. Aloës comp.
Elixir vulnéraire [1])	Aqu. vulnerar. rubra Cod.

---

[1]) Weitere Namen nebst Vorschriften siehe Dorvault.

Ellébore noir, l'e	Rad. Hellebor. nigr.
Ellébore blanc	Rhiz. Veratri
Embrocation, l'a	Linimentum
Émétique, l'e	Brechmittel; Tart. stibiat.
Emétique porphyrisé	Tartar. stibiat. plv. subtiliss.
Emplâtre, l'e	Emplastrum
Emplâtre simple	Empl. lithargyr. simpl.
Emplâtre adhésif anglais	Englisch Pflaster
Emplâtre de Bailleul	Empl. stypticum
Emplâtre blanc cuit	Empl. Plumbi
Emplâtre brûlé (brun)	Empl. fuscum
Emplâtre calmant	Empl. Opii comp.
Emplâtre de Canet	Empl. c. Capit. mort. vide Cod. Orig.
Emplâtre de céruse	Empl. Plumbi
Emplâtre céroène	Empl. Picis c. Bol. rubr.
Emplâtre diapalme	Empl. Plumbi c. Zinc. sulfur.
Emplâtre épispastique	Empl. Cantharid.
Emplâtre fondant	Empl. Ammoniaci resin.
Emplâtre de Galbanum safrané	Empl. oxycroceum
Emplâtre de gommes-résines	Empl. diachyl. Cod. p. 44
Emplâtre de la mère	Empl. fusc. camphorat.
Emplâtre mercuriel	Empl. Hydrarg. Cod.
Emplâtre de Nuremberg	Empl. Minii camphor.
Emplâtre d'oxyde rouge de fer	Vide Codex Original
Emplâtre d'oxyde rouge de plomb	Empl. Minii camphor.
Emplâtre des pauvres	Teerpapier(pflaster)
Emplâtre de plomb	Empl. Lithargyr. spl.
Emplâtre de plomb composé	Empl. diachylon
Emplâtre de poix de Bourgogne	Empl. Picis Cod. Orig.
Emplâtre des quatre fondants	Empl. resolvens Cod. Orig.
Emplâtre résolutif	Empl. resolvens Cod. Orig.
Emplâtre de savon (savonneux)	Empl. saponat.
Emplâtre simple	Empl. Lithargyr.
Emplâtre vésicatoire	Empl. Cantharid. Cod. p. 43
Emplâtre de Vigo	Empl. Hydrarg. Cod. p. 44
Emulsion, l'a	Emulsio
Emulsion simple	Emuls. Amygdal. Cod. p. 44
Emulsion de baume de tolu	Emuls balsam. tolut. Cod. p. 44
Emulsion de coaltar	Emuls. coaltar. Cod. p. 44
Emulsion cosmétique[1]	Lotion de Gowland Cod. p. 47
Encaustique, l'e	Fußbodenwichse
Encence, l'a	Olibanum
Encens, l'e	Olibanum
Encensier, l'e	Herb. Rosmarini

---

[1] Weitere Emuls. vide Codex oder Dorvault.

Encre, l'a	Tinte
Enegme	Klystier
Engrais artificiel, l'e	Kunstdünger
Épice, l'a	Das Gewürz
Epilatoire, l'e	Enthaarungsmittel
Epithème, l'e	Pflasterart ohne Harz, Fett, Blei
Epine-vinette	Fruct. Rhamni cathart.
Épine de cerf	Berberis vulgaris
Éponge, l'a	Schwamm
Eponge brûlée (torrefiée)	Schwammasche (Cod.)
Épurge	Sem. —, Rad. Euphorb. Lath.
Ergot, l'e (de seigle)	Secale cornut.
Ergotine, l'a	Extr. Sec. cornut. liqu.
Escharotique, l'e	Ein sehr kräftiges Ätzmittel
Escargot, l'e	Schnecke
Éserine, l'a	Eserin
Espèce, l'a	Zusammengesetzter Tee
Espèces amères	Spec. amar. Ph. Helv.
Espèces aromatiques	Spec. aromatic. p. 58
Espèces adstringentes	Spec. adstringent. Cod.
Espèces béchiques	Spec. pectoral. Cod. p. 58
Espèces carminatives	Spec. carminativ. Cod. p. 58
Espèces diurétiques	Spec. diuretic. p. 58 u. 69
Espèces émollientes	Spec. emollientes p. 58
Espèces ligneuses	Spec. lignor. Ph. Helv.; Spec. sudorif. Cod.
Espèces odoriférantes	Spec. fumales
Espèces pectorales	Spec. pectoral. p. 58 u. 70
Espèces purgatives	Spec. St. Germain p. 58 u. 69
Espèces sudorifiques	Spec. sudorif. Cod.
Espèces vulnéraires	Spec. helveticae Cod.
Esprit, l'e	Spiritus
Esprit de camphre	Spir. camphorat.
Esprit d'éther	Spir. aethereus Cod. p. 58
Esprit de nitre	Acid. nitric.
Esprit de nitre dulcifié	Spir. aether. nitrosi
Esprit de Minderérus	Liqu. Ammon. acet.
Esprit de sel	Acid. hydrochlor.
Esprit de sel ammoniac	Liqu. Ammon. caust.
Esprit de sel vineux	Aether chlorat.
Esprit de sel dulcifié	Ac. mur. 1 Spirit. 8
Esprit de soufre	Acid. sulfuros.
Esprit de vin	Spiritus
Esprit de vinaigre [1])	Acid. acetic.

---

[1]) Weitere Namen siehe unter Alcool, Alcoolat, Eau-de-vie in diesem Verzeichnisse oder im Dorvault.

IV. Französisch=lateinisches (=deutsches) Bokabularium.

Esquine	Rad. Chinae
Essence, l'a	Oleum aethereum
Essence d'Aloès	Tinct. Aloës
Essence amère	Tinct. amara
Essence de girofle	Ol. Caryophyll.
Essence de citron	Ol. Citri
Essence de Menthe	Ol. Menthae
Essence de musc	Tinct. Moschi
Essence de pin	1. Ol. Pini
	2. Ol. Terebinth.
Essence noire anglaise	Vide Cod. p. 45
Essence de savon	Spir. saponat.
Essence de salsepareille	Vin. (Extr.) Sarsaparill. comp.
Essence de Wintergreen[1])	Ol. Gaultherii
Etain, l'e	Zinn, Stannum
Éther, l'e	Äther
Éther acétique	Aether acetic.
Éther acétique alcoolisé	Aether acet. Spirit. āā
Éther alcoolisé	Spir. Aether. Cod.
Éther azoteux	Spir. nitrosus
Éther azoteux alcoolisé	Spir. Aether. nitros.
Éther amyl-nitreux	Aether amyl. nitrosus
Éther bromhydrique	Aether bromat.
Éther chlorhydrique	Aether chloratus
Éther camphré	Kampherlösung in Äther 10 %/o
Éther hydrochlorique	Aether chlorat.
Éther iodhydrique	Aether jodat.
Éther marin	Aether chlorat.
Éther nitreux	Aether nitrosus
Éther officinal	Aether pur.
Éther pyroligneux	Aceton
Éther sulfurique	Aether (ordin.)
Éther sulfurique alcoolisé	Spir. Aether. Cod.
Éther térébenthiné	Aether 2. Ol. Terebinth. 1
Éthérolé, l'e	Solut. aetherea oder Tinctura aether.
Éthérolé de camphre	Kampherlösung in Äther 10 %/o
Éthérolé de térébenthine	Aether 2. Ol. Tereb. 1
Éthuse	Aethusa cynapium
Eucalyptus	Fol., Ol. Eucalypti
Eupatoire, l'a	Herb. Eupatoriae cann.
Euphorbe	Resin. Euphorb.
Euphraise	Herb. Euphrasiae
Extrait, l'e	Extractum; vide Codex

[1]) Weitere Namen siehe unter Teinture oder Huile volatile hier oder im Dorvault.

Extrait fluide	Extractum fluidum
Extrait de Malt	Extract. Malti
Extrait de viande[1])	Fleischextrakt
Exutoire	Empl. Cantharid.

F.

Faham	Fol. Angraec. fragant.
Farigoule	Herb. Thymi vulg.
Farine, la	Amylum; Mehl
Farine des céréales	Getreidemehl
Farine de blé (de froment)	Farina Tritici
Farine de lait	Kindermehl
Farine de lin	Farina sem. Lini
Fécule amylacée, la	Amylum Tritici
Fécule de pomme de terre	Amylum Solani
Fenouil, le	Fruct. Foenicul.
Fenouil d'eau	Sem. Phellandr.
Fenouil doux	Fruct. Foenicul. roman.
Fenouil puant	Fruct. Anethi
Fenugrec	Sem. Faenugraec.
Fer, le	Ferrum
Fer réduit par l'hydrogène	Ferr. reduct.
Fer ammoniacal	Ferr. chlorat. ammon.
Fer diaphorétique	Ferr. chlorat. ammon.
Ferment, le	Das Ferment (Hefe)
Fermentation, la	Die Gärung
Fernambouc, bois de —	Lign. Fernambuc.
Ferrocyanhydrate, le	Ferrocyansaures Salz
Ferrocyanure, le	Ferrocyansaures Salz
Ferrocyanure ferrique	Berliner Blau
Feuille, la	Folium
Feuilles du cassis	Fol. Ribii nigr.
Fève, la	Bohne
Fève de St. Ignace	Fabae St. Ignatii
Fève de Calabare	Fruct. Calabar.
Feu d'artifice	Feuerwerk
Feu liquide, le	Veterinär-Einreibung vide Cod. p. 44
Feu français	Tinct. Cantharid., Tinct. Euphorb., Spirit. āā p.
Ficaire	Rad. (Fol.) Ranuncul. Ficar.
Fiel de bœuf	Fel Tauri
Fiel de terre	Herb. Fumariae
Figue, la	Die Feige
Figuier, le	Der Feigenbaum

---

[1]) Alle anderen Extracta siehe unter dem Namen ihrer Mutterdroge.

Fleurs, les f.	Flores
Fleurs d'arsenic	Acid. arsenicos.
Fleurs de benjoin	Acid. benzoic.
Fleurs du Bonhomme	Flor. Verbasci
Fleurs de borax	Acid. boric.
Fleurs de muscade	Macis
Fleurs pectorales	Spec. pectorales
Fleurs d'oranger	Flor. Aurantii
Fleurs, petites	Spec. pectoral.
Fleurs de printemps	Flor. Primul. off.
Fleurs de soufre	Sulf. depurat.
Fleurs de tous les mois	Flor. Calendulae
Fleurs de zinc	Zinc. oxydat.
Foie de soufre, le	Kal. sulfurat. pr. balneo
Foie de soufre calcaire	Calc. sulfurat.
Folicules de Séné (de Palthe)	Folicul. Sennae
Fomentation, la[1])	Warme Flüssigkeit, zu Aufschlägen dienend
Formiate, le	Ameisensaures Salz
Formiate d'éthyle	Aether formicicus
Fougère (mâle), la	Rhiz. Filicis (mar.)
Fragon (racine de)	Rhiz. Rusci ac.
Fraisier, le	Der Erdbeerstrauch
Fraise, la	Die Erdbeere
Framboise, la	Fruct. Rubi Idaei
Fraxinelle	Rhiz. Dictamni albi
Fruit, le	Fructus
Frêne, le	Esche (Fraxinus excelsior)
Fruits béchiques	Spec. pectorales
Fruits pectoraux	Spec. pectorales c. fructib.
Fumeterre	Herba Fumariae
Fulmicoton, le	Kollodiumwolle
Fumigations, les f.	Die Räucherungen (der Luft)

G.

Gaiac (Gayac), le	Lign. Guajaci
Gaiacol, le	Guajacol
Galeopside, la	Herb. Galeopsidis
Gallate, le	Gerbsaures Salz
Galles, les f.	Gallae
Galipot, le	Resin. Pini Pinast.
Gants de Notre-Dame	Fol. Digital.
Garance, la	Rad. Rub. tinct. (Krappwurzel)
Gargarisme, le	Das Gurgelwasser

---

[1]) Namen und Vorschriften siehe Codex und Dorvault.

Gargarisme au chlorate de pot.	Vide Codex p. 44
Garole, écorce de	Rad. Daphne Gnidii
Garou	Cort. Daphne Gnidii
Gaulthérie, Huile de — couchée	Ol. Gaultherii
Gâteau de lin, le	Placenta sem. Lini
Gaz, le	Das Gas
Gaz hépatique	Schwefelwasserstoff
Gaze, la	Die Gaze
Gaze iodoformée	Jodoformgaze
Gélatine la	Gelatina
Gelée, la	Die Gallerte
Gelée de carragaheen	Vide Codex Original
Gelée de lichen d'Island und andere	Vide Codex Original
Gemmes de pin (sapin)	Gemmae Pini
Genêt	Herb. Genistae
Genévrier, le	Juniperus communis
Genévrier, Gomme de	Sandarac.
Genièvre (baies de)	Fruct. Juniper.
Genipi vrai, le	Herb. Artemisiae glac.
Gentiane, la	Rad. Gentianae
Germandrée (—drie), la	Herb. Chamaedris
Germandrée d'eau	Herb. Teucrii Scordii
Gérofles, les m.	Caryophylli
Gillon	Viscum album
Gingembre blanc	Rhiz. Zingiber. mundat.
Gingembre (gris ou noir), le	Rhiz. Zingiber.
Gingembre perlé	Granul. Zingiber.
Ginseng	Rad. Sii ninsi (s. Ginseng)
Girofles, les m.	Caryophyll.
Giroflée, la	Cheiranthus Cheiri (Goldlack)
Giron	Rad. Ari mac.
Globulaire, la	Fol. Globulariae
Glouteron, le	Herb. Lappae; Rad. Bardan.
Gland doux, le	Fruct. Quercus
Glycérine, la	Glycerin
Glycérat, le ⎫	
Glycéré, le ⎬ synonym	Glycerinsalbe
Glycérolé, le ⎭	
Glycérolé d'amidon	Ungt. Glycerini Cod. p. 62
Glycérolé d'extrait de Belladone	Ungt. Glycer. + 10 % Extr. Bell.
Glycérolé laudanisé	Ungt. Glycer. + 10 % Tinct. Op. croc.
Glycérolé d'extrait de Ratanhia	Ungt. Glycer. + 10 % Extr. Ratanh.
Glycérolé d'extrait de Saturne	Ungt. Glycer. + 10 % Liqu. Plumb. subac.

Glycérolé de bismuth	Ungt. Glycer. + 10 % Bism. subnitr.
Glycérolé d'Iodure de potasse	Ungt. Glycer. + 15 % Kal. jod.
Glycérolé d'oxyde de zinc	Ungt. Glycer. + 33 % Zinc. oxyd.
Glycérolé de tannin	Ungt. Glycer. + 20 % Tannin.
Gomme, la	Gummi
Gomme adragante	Tragacantha
Gomme ammoniaque	Ammoniacum
Gomme arabique	Gummi arabic.
Gomme élastique	Kautſchuk
Gomme-gutte	Gummi gutti
Gomme de Genévrier	Sandarac.
Gomme-résine	Resina gummi
Gomme de Sénégal	Gummi arab.
Goudron, le	Pix liquida
Goudron de houille	Steinkohlenteer
Goudron, Liqueur de	Liqu. Picis
Goudron de Norvège	Liqu. Picis
Goudron végétal	Holzteer
Gouet, le	Rad. Ari mac.
Gouttes, les f.	Guttae
Gouttes amères de Baumé	Vide Codex p. 44
Gouttes acides toniques	Mixtur. sulfur. ac.
Gouttes blanches de Gallard	Sol Morf. mur. 0,1 : 5, in Aqua lauroc. gelöſt
Gouttes noires anglaises	Vide Codex p. 44
Gouttes de Sydenham	Tinct. Opii croc. Cod. p. 46
Gouttes de Rousseau	Laudanum de Rousseau Cod.
Gouttes de Wade	Tinct. Benzoes c. Storac. et Aloë
Gouttes perlées[1])	Granulae (jede 5 cg)
Graine, la	Das Korn
Grain, le	Eine pillenähnliche, zuckerhaltige Arzneiform
Graines des capucins	Sem. Staphisagr.
Graines des Moluques	Sem. Croton. tigl.
Graines de musc	Biſamſamen
Graines de paradis	Grana Paradisi
Graines de Tilly	Sem. Crotonis
Graines de Zédoaire	Flor. Cinae
Graisse, la	Das Fett
Graisse de porc	Adeps suill.
Gramen, le	Rhiz. Graminis
Gramont, le	Rhiz. Graminis
Granules, les f.	Pillen von 0,03—0,05 g
Granules d'acide arsénieux	Granul. Acid. arsenicos. Cod.

[1]) Weitere Namen fiehe Dorvault.

Granules de Dioscoride[1])	Granul. Acid. arsen. Cod.
Graphite, le	Plumbago
Gratiole, la	Herb. Gratiolae
Grenade	Fruct. Granati
Grenadine, la	Sirup. succ. Granat.
Grenadier, écorce de	Cort. rad. Granat.
Griffe de loup	Lycopodium
Grindelie, la	Herb. Grindeliae
Groseillier, feuilles de	Fol. Ribii nigri
Groseillier noir, le	Fol. Ribii nigri
Grosseille, la	Fruct. (Bacc.) Ribii
Gratte-cul	Fruct. Cynosbati
Gruau d'avoine	Hafergrütze
Gui de chêne	Viscum album
Guimauve. la	Rad. —, Fol. —, Flor. Al-
	theae
Guimauve veloutée	Bisamsamen
Gutte, la	Gummi-gutti

H.

Hellébore	Siehe Ellébore
Henné, le	Rad. Alkannae
Hépatique des bois	Herb. Asperulae
Herbe, l'a	Herba
Herbe aux abeilles	Flor. Spiraeae ulmar.
Herbes aromatiques	Spec. aromatic. Cod. p. 58
Herbe aux chantres	Herb. Sisymbr. offic.
Herbe aux charpentiers	Herb. Millefolii
Herbe aux chats (racine d')	Rad. Valerian.
Herbe à Chiron	Herb. Centaur.
Herbe aux cuillers	Herb. cochlear. offic.
Herbe de la dame des fôrets	Herb. Millefol.
Herbe aux engelures	Herb. Hyoscyami
Herbe à fromages	Herb. Malvae silvestris
Herbe de grâce	Herb. Rutae
Herbe à l'hirondelle	Herb. Chelidonii
Herbe à la laque	Herb. Phytolaccae
Herbe au lait	Herb. Polygal. amar.
Herbe aux ladres	Herb. Veronicae
Herbe au pauvre homme	Herb. Gratiolae
Herbe aux puces, semence d'	Sem. Psylii
Herbe aux poumons	Herb. Pulmonar. (Lichen Pulm.)

---

[1]) Alle anderen „Granules" siehe unter Spezialitäten S. 77 oder in
Codex oder Dorvault.

Herbe aux sorciers [1])	Stramonium
Hêtre, le	Die Buche
Herniole	Herb. Herniariae
Hièble	Sambucus Ebulus
Houblon, le	Humulus lupulus
Houille, la	Die Steinkohle
Houx, le	Ilex Aquifol. (folia)
Houx, Petit — (frelon)	Rhiz. Rusci aculeati
Huile, l'a	Oleum
Huile d'amandes douces	Ol. Amygdal. dulc.
Huile antique	Ol. comarum
Huile d'aspic	Ol. Spicae
Huile blanche	Ol. Papaveris
Huile de bouleau	Ol Rusci
Huile de cade	Ol. cadinum
Huile camphrée	Ol. camphorat. 10 $^0/_0$
Huile de castor	Ol. Ricini
Huile de colza	Ol. Rapae
Huile de croton	Ol. Crotonis
Huile d'épurge	Ol Euphorbii
Huile essentielle	Ol. aethereum
Huile éthérée	Ol. aethereum
Huile de foie de morue	Ol. jecor. Asell.
Huile de grain	Alcohol amylic.
Huile de Harlem	Eine Art Ol. Cadi
Huile de laurier	Ol. Lauri
Huile de lin	Ol. Lini
Huile de lin soufrée	Ol. Lini sulfurat.
Huile minérale	Ol. Petrae
Huile de muscade	Ol. Nucistae
Huile de noisette	Ol. comarum
Huile de noix (noyer)	Ol. nuc. Jugland.
Huile d'œuf	Ol. ovorum
Huile d'œillette	Ol. Papaveris
Huile d'olive (fine)	Ol. Olivarum
Huile de palme	Ol. Palmae
Huile de pétrole	Ol. Petrae
Huile phéniquée	Ol. carbolisat.
Huile des pieds de bœuf	Ol. ped. Tauri
Huile de pistache	Ol. Arachidis
Huile phosphorée	Ol. phosphorat. Cod.
Huile de rabette	Ol. Rapae
Huile russe	Ol. Rusci
Huile soufrée	Ol. sulfuratum

---

[1]) Namen anderer Kräuter sind unter dem Namen ihrer Pflanze zu finden.

Huile de vitriol	Acid. sulfuric.
Huile de vitriol douce	Äther
Huile de vierge	Ol. olivar.
Huile volatile[1])	Ol. aethereum
Hydrate, l'e	Hydroxyde
Hydrate de Chlorale	Chloralhydrat
Hydrate ferrique	Ferrihydroxyd
Hydrate de magnésie	Magn. hydroxyd.
Hydrate de phényle	Acid. carbolic.
Hydrate de potasse	Kal. caustic.
Hydrobromate, l'e	Bromsaures Salz, . . . bromatum
Hydrocarbonate	Siehe Carbonate
Hydrochlorate	Siehe Chlorure (. . . chloratum)
Hydrocotyle, l'a	Herb. Hydrocotyl.
Hydrocyanate, l'e	Cyansaures Salz
Hydrocyanate de potasse ferrugi- neux	Kal. ferrocyanat.
Hydroferrocyanure de potasse	Kal. ferrocyanat.
Hydrogène, l'e	Hydrogenium
Hydrogène sulfuré	Acid. sulfuric.
Hydroiodate	Siehe Jodure
Hydrolat, l'e	Aqua destillata
Hydrolé, l'e	Der Arzneitrank (Potio aquosa)
Hydromel, l'e	Mel. 10. Aqu. ferv. 100.
Hydromellé, l'e	Das Honigpräparat
Hydrosulfate, l'e	Sulfure (. . . sulfurat.)
Hydrosulfate d'antimoine	Stib. sulfurat. nigr.
Hypermanganate de potasse	Kal. permanganic.
Hypochlorite l'e	. . . hypochlorosum
Hypophosphite, le	. . . . hypophosphorosum
Hyposulfite, l'e	. . . . thiosulfuric.
Hyposulfite de soude	Natr. thiosulfur.
Hysope	Herb. Hysopi offic.

I, J.

Jaborandı	Fol. Jaborandi
Jacée, la	Rad. Centaur. jaceae
Jasmin d'Afrique, bois de	Lign. Guajaci
Jalap, le	Tub. Jalapae
Jaune amer, le	Acid. picrinic.
Jaune de chrome	Plumb. chromic.
Jaune d'œuf	Eigelb
Ichthyocolle, la	Ichthyocolla
If commun, l'e	Taxus baccata

---

[1]) Andere Öle siehe unter dem Namen ihres wirksamen Bestandteiles oder im Dorvault.

Immortelle, l'a	Herb. Gnaphalii
Impératoire	Rad. Imperator.
Incense, l'a	Olibanum
Infusé, l'e	Infusum
Infusion, l'a	1. Infusum
	2. Bereitung eines Infusum
Injection, l'a[1])	Injectio
Inhalation, l'a	Die Einatmung
Intybe, racine d'	Rad. Cichorei
Inule	Rad. Helenii
Iode, l'e	Jodum
Iodate de potasse, l'e	Jodsaures Kalium
Iodide, l'e	. . . . jodatum
Iodo-Calomel, l'e	Hydr. bichlor. + Hydr. bijodat.
Iodoforme, l'e	Jodoform
Iodhydrate, l'e	Jodure (. . . jodatum)
Iodure, l'e (Joduretum)	. . . . jodatum
Iodure d'éthyle	Aether jodat.
Iodure de fer	Ferr. jodat.
Iodure de fer liquide	Liqu Ferr. jodat.
Iodure formique (— de formyle)	Jodoform
Iodure de mercure (Proto-jodure)	Hydr. jodat. fl.
Iodure formique mercureux (Joduretum hydrargyrosum)	Hydr. jodat. fl.
Iodure de mercure rouge	Hydr. bijodat.
Iodure mercurique (Deutojodure) (Joduretum hydrargyricum)	Hydr. bijodat.
Iodomercurate de potasse	Hydr. bichlor. c. Kal. jodat.
Iodure de soufre	Sulf. jodat.
Joubarbe, la	Herb. Sedi (— Sempervivi)
Ipéca, l'e	Rad. (Sirup.) Ipecac.
Ipécacuanha, l'e	Rad. (Sirup.) Ipecac.
Iris, racine d'	Rhiz. Iridis
Jujube	Fruct. Zizyphi
Julep, le	Zuckerhaltige Mixtur
Julep gommeux	Potion gommeuse Cod. p. 50
Julep pectoral	Potion pectorale Cod. p. 50
Julep simple	Potion simple Cod. p. 50
Jus, le	Succ. Liquirit.
Jus de réglisse	Succ. Liquirit.
Jus en bâtons	Succ. Liquir. in Stangen
Jusquiame, la	Herb. Hyoscyami
Ivette, l'a	Herb. Ajugae.

---

[1]) Vorschriften zu Injektionen sind im „Dorvault" zu finden.

K.

Karabé	Succinum
Kola	Sem. Kolae
Kola granulé	Granulae Kolae
Kermès minéral, le	Kermes mineral.
Kermès officinal	Kermes praecip. pur.
Kermès par voie sèche	Kermes veterinar.

L.

Lactate, le	Milchsaures Salz
Lactate ferreux	Ferr. lactic.
Lactate normal	Acid. lactic.
Lactate de protoxyde de fer	Ferr. lactic.
Lactophosphate de chaux	Vide Codex p. 45
Laine des forêts, la	Holzwolle
Laine du pin	Holzwolle
Lait, le	Die Milch
Lait d'amandes	Emuls. Amygd. Cod. p. 44
Lait ammoniacal	Emuls. res. Ammoniaci (4 : 500 Aqua)
Lait de chaux	Kalkmilch
Lait de cire	Emuls. Cerae
Lait de terre	Magnes. carbonic.
Lait virginal	Aqu. Rosar. mit Tinct. Benzoés
Laitier, racine de	Rad. Polygal. amar.
Laiton, le	Messing
Laitue, la (vireuse ou méconide)	Herb. Lactucae virosae
Laitue cultivée, la	Lactuca sativa (Lattich)
Laitue officinale	Lactuca capitata
Lamier, fleurs de	Flor. Lamii
Laminaire digitée, la	Laminaria digitata
Lanoline, la	Lanolin
Langue de cerf (de bœuf)	Herb. Scolopendrii
Langue de vache	Rad. Consolidae
Laque, la	Lacca
Laque bleue	Blauer Lackmus
Lard, le	Der Speck
Laudanum de Rousseau	Vide Cod. p. 45
Laudanum de Sydenham	Vide Cod. p. 46
Laudanum solide	Extr. Opii aquos.
Lauréole, la	Daphne laureola
Laurier, le (commun)	Laurus nobilis
Laurier-cerise, le	Prunus laurocer. (Kirschlorbeer)
Laurier-cerise, Eau de	Aqua lauroceras. Cod. p. 40
Laurier-cerise, Huile de	Ol. Amygdal. amar.

Lavande officinale, la	Flor. Lavandul.
Lavage, le	Die Waschung (der Haut)
Lavement, le	Das Klystier
Lavement d'amidon	Amyl. 15 : 500 Aqu. ferv.
Lavement purgatif[1])	Inf. fol. Senn. 15 : 500. Natr. sulfur. 15.
Lénitif (Electuaire lénitif)	Elect. Sennae comp.
Lessive, la	Die Lauge
Lessive caustique	Liqu. Kal. caust. 33 $^0/_0$
Lessive des savonniers	Liqu. Natr. caust.
Levûre de bière, la	Bierhefe
Lichen, le	Die Flechte (Lichen)
Lichen d'Islande	Lichen islandic.
Lichen d'Irlande	Carrageheen
Lichen pulmonaire	Lichen Pulmonar.
Liège, le	Der Kork
Lierre, le	Der Epheu
Lierre terrestre, le	Glechoma hederacea
Limaille de fer, la	Ferr. pulv.
Limaçon, le	Die Schnecke
Limon, le	Die Zitrone
Limonade, la	Die Limonade
Limonade au citrate de Magnésie	Vide Cod. p. 46 u. 67
Limonade purgative (de Roger)	Vide Cod. p. 46 u. 67
Limonade gazeuse	Selterswasser mit Sir. citri
Linaire, la	Herb. Linariae
Lin, Graines de	Sem. Lini
Lin, Farine de	Placent. sem. Lini pulv.
Liniment, le	Linimentum
Liniment ammoniacal	Linim. ammoniat. Cod. p. 46
Liniment ammoniacal camphré	Linim. ammon.=camph. Cod. p. 46
Liniment calcaire	Linim. Calcis Cod. p. 46
Liniment au chloroforme	Linim. Chloroform. Cod. 46
Liniment excitant	Linim. ammon. Cod.
Liniment saturné	Ol. Olivar. 2. Liqu. Plumb. sub. 1
Liniment phosphoré	Ol. phosphor. 1 $^0/_0$
Liniment de Rosen	Vide Cod. p. 46
Liniment savonneux	Linim. saponat. Cod. p. 46
Liniment savonneux camphré	Linim. sapon. camfor. Cod. p. 46
Liniment volatil	Linim. ammoniat. Cod.
Liparolé, le	Unguentum
Liqueur, la	Liquor
Liqueur d'acétate d'ammoniaque	Liqu. Ammon. acet.
Liqueur d'ammoniaque	Liqu. Ammon. caust.
Liqueur arsenicale	Liqu. Kal. arsenicos.

---

[1]) Andere Namen siehe Dorvault.

Liqueur anodine d'Hoffmann	Spir. aether. Cod.
Liqueur anodine nitreuse	Spir. aether. nitrosi
Liqueur anodine végétale	Aether acet. Spirit. āā
Liqueur de Boudin	Liqu. Ac. arsenicos. 1 : 1000
Liqueur des cailloux	Liqu. Kal. silicici
Liqueur de chaux	Aqu. Calcis
Liqueur de Köchlin	Cupr. chlorat. 2,5. Ammon. chlorat. 10. Aqu. 100
Liqueur de Labbarraque	Liqu. Na (Ka) hypochlorosi
Liqueur de Pearson	Sol. Natr. arsenicos. 1 : 600
Liqueur de potasse concentrée	Liqu. Kal. caustic.
Liqueur de Pravaz	Liqu. Ferr. sesquichlorat.
Liqueur de van-Swiéten	Sol. Hg. bichlor. 1 : 1000 $+$ 10 $^0/_0$ Spiritus
Liqueur de terre foliée de tartre	Liqu. Kal. acet.
Liqueur de Villate[1])	Vide Cod. p. 47
Liquide, le	Die Flüssigkeit
Litharge, la	Lithargyrum
Lis blanc	Lilium album
Liseron, le (Liset)	Convolvulus (arvensis, sepium)
Livèche, la	Rad. (Fruct.) Levistici
Lobélie, la	Herba Lobeliae
Looch, le	Emulsio, Potion; siehe auch unten
Looch blanc	Potion émulsive Cod. p. 50 u. 67
Looch expectorant	Potion pectoral. Cod. p. 50
Looch huileux	Potion émulsive huileuse Cod. p. 50
Looch pectoral[2])	Potion pectorale Cod. 50
Loque	Stipit. Dulcamar.
Lotion, la	Die Waschung
Lotion à l'acétate de plomb	Aqu. Plumbi
Lotion de Goulard	Aqua Plumbi $+$ 8 $^0/_0$ Aqua vulneraria
Lotion de Gowland	Vide Cod. p. 47
Lotion ammoniacale camphrée	Aqua sedativa
Lotion sulfurée[2])	Sol. Kal. sulfurati 2 $^0/_0$
Lycopode, le	Lycopodium
Lysol, le	Lysol

M.

Magistère de bismuth, le	Bismuth. subnitric.
Magistère de plomb	Cerussa
Magistère de soufre	Sulf. praecip.

---

[1]) Andere Namen und Vorschriften siehe unter „Elixir" (Solution, Teinture) oder im „Dorvault".

[2]) Andere Namen und Vorschriften siehe Dorvault.

Magnésie, la	Magnesium
Magnésie anglaise	Magnes. usta
Magnésie blanche	Magnes. carbon.
Magnésie liquide	Eau magnésienne Cod. p. 40
Magnésie calcinée	Magnes. usta
Magnésie decarbonatée	Magnes. usta
Magnésie hydratée	Magnesiumhydroxyd.
Maïs, le	Zea Maïs
Malherbe, la	Herb. Plantagin.
Maniguettes, les f.	Grana Paradisi
Manganate, le	Mangansaures Salz
Manne, la	Die Manna
Manne grasse	Manna ordin.
Manne en larmes	Röhrenmanna
Manne en sorte	Ordinäre Manna
Marbre blanc, le	Calc. carbonic. (Marmor)
Marjolaine, la	Herb. Majoran.
Marjolaine sauvage (batârde)	Herb. Origani
Marmelade médicinale, la	Electuar.-ähnliche Arzneiform
Marronnier, le	Aesculus Hippocast.
Marrube blanc, le	Herb. Marrubii
Mastic, le	Mastix
Mastic dentaire	Mastix 20. Aether 10
Mastic dentaire au benjoin	Sol. Benzoës 20 in Aether. 10
Masticatoire, le	Kaumittel
Maté	Fol. Ilicis parag.
Matico	Fol. Piper. angustifol.
Matricaire, la	Flor. Matricar. parthenii
Mauve (la), feuilles de	Fol. Malv. silvestr.
Mauve, fleurs de	Flor. Malvae silvestr.
Médecine blanche, la	Potion purgative Cod. p. 50
Médicine noire, la	Dec. purgans Cod.
Mélilot, le	Herb. Meliloti
Mélisse, la	Herb. Melissae
Mellite, le	Honigpräparat; siehe auch unter „Miel"
Mellite de rose	Mel rosatum
Mellite simple	Mel depurat.
Mellite de vinaigre	Oxymel simplex
Menthe, la	Fol. Menth.
Menthe crépue (frisée)	Fol. Menth. crispae
Menthe coq	Herb. Balsamitae
Menthe perlée	Granul. Menth.
Menthe verte	Mentha viridis
Ményanthe	Fol. Trifol. fibrin.
Mercure, le	Hydrargyrum
Mercure doux	Calomel

Mercure gommeux	Hydrarg. 1. Gummi arab. 2
Mercure purifié	Hydrargyrum purum
Mercuriale annuelle, la	Herb. Mercurialis
Mères de girofles	Antophylli
Méthylène	Methylenum
Mézéré (Mézéréon)	Daphne Mezereum (Cort.)
Mie de pain, la	Die Brotkrume
Miel, le	Mel
Miel boraté	Mel boraxat.
Miel dépuré (despumé)	Mel depurat.
Miel mercurial	Mel Mercurialis
Miel rosat	Mel rosat.
Millefeuille, la	Herb. Millefolii
Millefleurs	Herb. Buls. pastor.
Millepertuis, le	Herb. Hyperici
Mithridate, le	Elect. theriacal
Mixture, la	Mixtura
Mixture d'acide sulfurique	Mixtura sulfur. acid.
Mixture antidiarrhéique	Emuls. Cerae
Mixture cathérétique	Codex p. 47
Mixture de Scammonée	Scamm. 1. Milch 125. Aqua lau-rocer. 5
Mixture de Whytt[1])	Aether 3. Ol. Tereb. 1,5
Moelle de bœuf, la	Medulla bovis
Molène	Flor. (Fol.) Verbasci
Molline	Mollin (Salbenbasis)
Monésia, écorce de	Cort. Buranham
Morelle, la (noire)	Fol. Solani nigr.
Morelle grimpante	Stip. Dulcamar.
Morille, la	Morchel
Morphine, la	Morphium
Mort-chien	Sem. Colchici
Mort aux rats	Rattengift
Mouches d'Espagne	Cantharides
Mouche de Milan, la	Empl. Canth. ext. (Ohrform)
Mousse, la	Lichen (siehe dieses!)
Mousse de Corse	Lichen Musci marini
Mousse de mer	Fucus helminthocorton (Wurm-mittel)
Moutarde, la	Sem. Sinapis
Moutarde, farine de	Sem. Sinapis pulv.
Moutarde en feuilles	Charta sinapis
Moutarde blanche (anglaise)	Sem. Sinap. albi
Moutarde noire	Sem. Sinap. nigri
Mucilage, le	Mucilago

[1]) Andere Namen siehe Dorvault.

Mucilage de coing	Mucilago sem. Cydon. Cod.
Mucilage de gomme arabique[1])	Mucilago Gummi arab.
Mucilage mercuriel	Hydrarg. 1. Gummi arab. 2
Muguet, le	Convallaria majal.
Mûre, la	Die Maulbeere (Morus nigra)
Muriate, le	Chlorure, . . . chloratum
Muriate suroxygéné de mercure	Hg. bichlorat.
Muriate sousoxygéné de mercure	Hg. chlorat.
Muride, la	Bromum
Mûrier, le	Morus nigr.
Musc, le	Moschus
Muscade, la	Sem. Myrist. (Nucistae)
Muscade, Baume de	Balsam. Nucistae
Myrolé de soufre térébenthiné	Sulf. 1. Ol. Tereb. 4. dig. filtr.
Myrrhe, la	Myrrha
Myrte, le	Myrthus communis
Myrtille, la	Fruct. Myrtilli

N.

Naphe, eau de —	Aqu. flor. Aurant.
Naphtaline, la	Naphthalin
Naphte acétique	Aether. acetic.
Naphte vitriolique	Aether
Narcéine, la	Narceinum
Narcisse, le	Narzisse
Navet, le	Brassica Napus
Navette, huile de	Ol. Rapae
Nénuphar	Nymphaea alba (flor.)
Néroli, huile de —	Ol. flor. Aurant.
Nerprun, Baies de	Fruct. Rhamni cath.
Nicotiane, la	Fol. Nicotian. tab.
Nigelle (Nielle)	Sem. Nigellae
Nitrate, le	Salpetersaures Salz (vide Azotate)
Nitrate acide de mercure liqu.	Vide Azotate mercurique liqu.
Nitrate basique de bismuth	Bism. subnitric.
Nitrate mercureux	Hydr. nitric.
Nitre, le	1. . . . nitric.
	2. Kal. nitric.
Nitre ammoniacal	Ammon. nitric.
Nitre cubique	Natr. nitric.
Nitrite, le	Salpetrigsaures Salz
Nitrite d'amyle	Amylum nitrosum

---

[1]) Die anderen „Mucilages" vide Codex und Ph. Helvet.

Nitrite d'éthyle	Aether nitrosus
Noirprun, baies de	Fruct. Rhamni cath.
Noir animal (Noir d'os)	Carb. animalis
Noir de fumée	Fuligo
Noisette, la	Haſelnuß
Noisette, Huile de —	Ol. comarum
Noix d'acajou, la	Fruct. Anacard. occident.
Noix de terre	Sem. Arachidis
Noix de galle	Gallae
Noix de kola	Fruct. Kolae
Noix de muscade	Sem. Nucistae
Noix vomique	Sem. Strychni
Noyer, feuilles de	Fol. Jugland.
Nuphar	Nymphaea alb. (flor.)

O.

Odaline	Kosmetiſches Waſſer
Oeillet, l'e	Die Nelke
Oenolé, l'e	Vin. medicinal. ſ. unter Vin.
Oenolé aromatique	Vin. aromatic.
Oenolé ferrugineux	Vin. ferrat.
Oenolé d'opium et de safran	Vin. Opii crocat.
Oeuf, jaune d'	Eigelb
Oignon marin, l'e	Bulb. Scillae
Oléandre, extrait d'	Extr. spir. Nerei oleandr.
Oléo-Cérolé, l'e	Cérat
Oléolat, l'e	Ol. aether.
Oléosaccharure, l'e	Elaeosaccharum
Oléosucre, l'e	Elaeosaccharum
Oliban, l'e	Olibanum
Olive, l'a	Fruct. Oleae europ.
Olivier, l'e	Olea europaea
Onguent, l'e [1]	Unguentum (vide Pommade)
Onguent égyptiac	Salbe mit Aërugo, Mel und Acetum
Onguent blanc de Rhazis	Ungt. Cerussae Cod.
Onguent de Canet	Empl. de Canet Cod. Orig.
Onguent gris	Ungt. Hydrarg. cin. dil.
Onguent citrin	Pommade citrine Codic.
Onguent de laurier	Ol. Lauri
Onguent de la mère	Empl. fuscum
Onguent napolitain	Ungt. Hg. ciner. conc.
Onguent nervin	Ungt. nervinum
Onguent pédiculaire	Ungt. Hydr. ciner. dilut.
Onguent royal	Ungt. basilic.

---

[1] Namen und Formeln siehe S. 61 oder Dorvault.

Opiat, l'e[1])	Electuar. Opii
Opium, l'e	Opium
Opodeldoch	Linim. sapon. camfor.
Or, l'e	Aurum
Orange, l'a	Fruct. Aurant.
Orange, écorce d'	Cort. Aurant. fruct.
Oranger, l'e, à fruits doux	Citrus aurant.
Oranger à fruits amers	Citrus vulgaris
Orangettes, les f.	Fruct. Aurant. immatur.
Orcanette	Rad. Alcannae
Oreilles d'âne	Rad. Consolidae
Orge, l'a	Gerste
Orgeat, sirop d'—	Sirop d'amande Cod. p. 51
Orgeat nitré	Sir. d'amande $+$ 1 $^0/_0$ Kal. nitric.
Origan	Herb. Origani
Orme, l'e (Ormeau)	Cort. Ulmi campestr.
Orme fauve	Cort. Ulmi fulvi
Orpiment	Arsenic. sulfurat. flav.
Ortie blanche, l'a	Flor. Lamii alb.
Ortie brûlante (petite)	Herb. Urticae
Oseille, l'a	Herb. (Rad.) Rumic. acetos.
Oseille, sel d'	Oxalium
Oseille de bûcheron	Herb. oxalis acetos.
Osier, l'e	Salix (Weide)
Ouate, la	Watte
Ouate de pin	Fichtenholzwatte (braun)
Oxalate, l'e	Oxalsaures Salz
Oxalate ferreux	Ferr. oxalic.
Oxalate normal	Acid. oxalic.
Oxalate acide de potasse	Oxalium
Oxéolé, l'e (Oxéolat)	Acetum medicinale (vide Acetum)
Oxéolat simple, l'e	Acetum
Oxyde, l'e	Oryd (. . . oxydatum)
Oxyde d'ammonium	Liqu. Ammon. caustic.
Oxyde d'antimoine	Antimon. crud.
Oxyde blanc d'antimoine	Kal. stibic.
Oxyde blanc d'arsenic	Acid. arsenicos.
Oxyde blanc de bismuth	Bism. subnitric.
Oxyde blanc de plomb	Cerussa
Oxyde de calcium	Calcar. usta
Oxyde de cuivre noir	Cupr. oxyd. nigr.
Oxyde de fer soluble	Liqu. Ferr. oxychlorat.
Oxyde de fer brun	Eisenoxydhydrat
Oxyde de fer bihydraté	Ferr. hydroxydat. der Arsenik-mischung

---

[1]) Namen siehe Dorvault

Oxyde de fer noir	Ferr. oxydulat. nigr.
Oxyde de fer rouge	Ferr. oxyd. rubr. Fe$_2$O$_3$
Oxyde de manganèse	Mangan. hyperoxydat.
Oxyde mercureux (noir)	Hydr. oxydul. nigr.
Oxyde de mercure précipité	Hydr. oxydat. flav.
Oxyde de mercure par voie sèche	Hydr. oxydat. rubr.
Oxyde de mercure rouge	Hydr. oxydat. rubr.
Oxyde mercurique jaune	Hg. oxyd. flav.
Oxyde mercurique rouge	Hg. oxyd. rubr.
Oxyde de plomb demi-vitreux	Lithargyrum
Oxyde de plomb fondu	Lithargyrum
Oxyde de plomb rouge	Minium
Oxyde plomboso-plombique	Minium
Oxyde de potasse (hydraté)	Kal. hydric.
Oxyde de zinc	Zinc. oxydat.
Oxychlorure	Vide Clorure
Oxygène, l'e	Sauerstoff
Oxymel, l'e	Honigpräparat mit Essig
Oxymellite, l'e	Honigpräparat mit Essig
Oxymellite scillitique	Oxymel Scillae vide p. 48 u. 67
Oxymellite simple	Oxymel simplex vide p. 48
Oxymuriate, l'e	Vide Chlorure (oder Chlorate)
Oxymuriate de potasse	Kal. chloric.
Oxysulfure	Vide Sulfure

P.

Pain de lin	Placent. sem. Lini
Pain de St. Jean	Fruct. Ceratoniae
Pâle rose, la	Rosa centifolia
Panacée anglaise, la	Magnes. carbonic.
Pancréatine, la	Pancreatin.
Panetière	Herb. Capsell. burs. pastor.
Panicaut	Rad. Eryngii
Papier arsenicale	Charta natr. arsenicici
Papier à cautères	Charta picis burgund.
Papier au garou	Charta extr. Mezerei
Papier épispastique	Ein Kantharidenpflaster
Papier goudronné	Charta Picis
Papier moutarde	Senfpapier
Papier des pauvres	Charta Picis (Empl. pauper.)
Papier de tournesol	Lackmuspapier
Papier tue-mouches	Fliegenpapier
Paraffine, la	Paraffinum
Parelle, la	Rad. Rumic. acuti
Parfum, le	Das Parfüm
Paraldéhyde, la	Paraldehyd.

Pariétaire, la	Herb. Parietar. offic.
Pas d'âne, le	Fol. (flor.) Farfarae
Passerose, la	Flor. Malv. arbor.
Pastille, la	Pastilli, vide Tablettae Codic.
Pastilles de Menthe	Trochisc. Menth. pip.
Pastilles de Menthe à la goutte	Rotul. Menth. pip.
Pastilles d'Haute-Rive	Troch. Natr. bicarb.
Pastilles des fumeurs	Cachou
Pastilles de Tronchin	Past. Kermetis c. Opio vide p. 68
Pastilles de Vichy	Past. Natr. bicarbon.
Pastilles de Vignier [1])	Past. Ipecac. c. Opio p. 68
Pâte, la [2])	1. Huſtenpaſtillen
	2. Paſta (Unguentum)
Pâte de Canquoin	Pasta c. Zinc. chlorat. 50 %
Pâte de guimauve	Past. gummosa
Pâte de réglisse	Past. Liquirit. Cod. p. 48
Patience, racine de —	Rad. Rumic. acuti
Patte de loup	Lycopodium
Pavot, Têtes de —	Capit. Papaveris
Pavot rouge, le	Flor. Rhoeados
Pavanne	Rad. Sassafras
Peau divine, la	Cerat. resin. Pini
Pêcher, le	Pfirſichbaum (flor.)
Pectoral suisse, le	Pastill. succ. Liquirit.
Pédiluve sinapisé, le	Senfmehl-Fußbad.
Pensée des champs, la	Herb. Viol. tricolor.
Pensée sauvage, la	Herb. Viol. tricolor.
Pépins de citrouille	Sem. Cucurbitae
Pépins de courge	Sem. Cucurbitae
Pépins de coing	Sem. Cydoniae
Pepsine, la (médicinale)	Pepsinum
Pepsine extractive	Pepsinum concentr.
Peptonate de fer ammoniacal, le	Ferr. peptonat. ammon.
Peptone, la (médicinale)	Pepton. sicc.
Peptone de viande	Fleiſchpepton
Perchlorate de potasse, le	Kal. chloric.
Perchlorure de formyle, le	Chloroform
Perchlorure de fer liquide	Liqu. Ferr. sesquichlorat
Perchlorure de mercure	Hydrarg. bichlorat.
Péricarpe, le	Pericarpium
Perles d'Éther	Perlae (Capsul.) Aetheris
Permanganate de potasse, le	Kal. permangan.
Persicaire, la	Herb. Polygon.

---

[1]) Andere Paſtillen ſiehe S. 59, 79 oder Dorvault.
[2]) Namen und Vorſchriften ſiehe S. 48 oder Dorvault.

Persulfate, le	Vide „Sulfate“
Peroxyde, le	Vide „Oxyde“
Persil, le	Rad. Petroselini
Pervenche, la	Fol. Vincae
Pessaires, les f.	Vaginalringe
Pétale, le	Das Blumenblatt
Pétales de coquelicot	Flor. Rhoeados
Pétales de rose	Flor. Rosae
Petit-chêne	Herb. Chamaedrys
Petite centaurée	Herb. Centaur. minor.
Petits grains d'orange	Fruct. Aurant. immatur.
Petit-houx	Rhiz. Rusci
Petit-lait, le	Serum lactis
Pétrole, le	Petroleum
Peuplier, bourgeons de —	Gemmae Populi
Phellandrie, la	Sem. Phellandrii
Phénacétine, la	Phenacetin.
Phénate, le	. . . carbolicnm
Phénol, le	Acid. carbolic.
Phénol biiodé	Sol. Natr. carbol., mit Jodjodkalium= lösung behandelt
Phénol sodé dissous	Sol. Natr. phenolic. ca. 10 %
Phosphas	Phosphorf. Salz; (. . . phosphoric.)
Phosphate, le	Phosphorf. Salz;[1] (. . . phosphoric.)
Phosphate de chaux (Phosphas calcicus)	Calc. phosphoric. basic. = Tri-calciumphosphat
Phosphate de chaux basique	Calc. phosphoric. basic.
Phosphate de chaux bicalcique sec. (Phosphas bicalcicus)	Calc. phosphoric.
Phosphate de chaux acide	Primäres Calciumphosphat
Phosphate de chaux monocalcique	Primäres Calciumphosphat
Phosphate de chaux neutre	Sekundäres Calciumphosphat
Phosphate de chaux tricalcique	Tertiäres Calciumphosphat
Phosphore, le	Phosphor
Phosphore rouge	Amorpher Phosphor
Phosphure de zinc	Zinc. phosphorat. (PZn_3)
Phytolaque	Herb. Phytolaccae
Pied de chat	Herb. Gnaphalii dioici
Pied de loup	Lycopodium
Pied-de-veau (-de-lièvre)	Tuber. Ari
Pierre, la	Lapis
Pierre calaminaire	Zinc. carbon. cr.
Pierre à cautères	Kal. hydric.
Pierre de vin	Tartar. depurat.
Pierre divine	Cupr. aluminat.
Pierre d'écrevisses	Lap. cancror.
Pierre infernale	Argent. nitric. fus.

Pierre ponce	Lap. Pumicis
Pierre ophthalmique	Cupr. aluminat.
Pierre vulnéraire	Zinc. sulfur. Alum. āā 9. Cupr. acet. 0,2.
Pilocarpine, la	Pilocarpin.
Pilule, la[1])	Die Pille (pilula)

Synonym find den Kodexnamen (S. 48):

Pilules d'Anderson	Pilul. d'Aloès et de Gomme-gutte
Pilules algériennes	Pilul. extr. Lentisci c. Extr. Opii
Pilules aloétiques savonneuses	Pil. d'Aloès et de savon
Pilules angéliques	Pil. Aloës c. Rheo
Pilules asiatiques	Pil. arsenicales
Pilules de Barbier	Pil. Ante-cibum
Pilules de Belloste	Pil. mercurielles purgatives
Pilules de Blancard	Pil. d'Jodure ferreux
Pilules catholiques	Pil. de coloquinthe composées
Pilules bleues	Pil. mercurielles simples
Pilules de Dupuytren	Pil. de chlorure mercurique opia- cées
Pilules écossaises	Pil. d'Aloès et de Gomme-gutte
Pilules fondantes	Pilul. Aloes c. Rheo
Pilules de Franck	Grains de Santé Cod. p. 77
Pilules gourmandes	Pil. Ante-cibum
Pilules d'Helvétius	Pil. alunées
Pilules mercurielles opiacées	Pilules de Cynoglosse opiacées
Pilules de Méglin	Pil. de Jusquiame et de Valér. cp.
Pilules (altérantes) de Plummer (— de soufre doré mercurielles)	Pilul. c. Stib. sulf. aurant. et Hydr. chlorat.
Pilules de Sédillot	Pil. mercur. savonneuses
Pilules de Vallet	Pil. de Carbonate ferreux
Piment de Cayenne	Fruct. Capsic. frutesc.
Piment des Jardins	Fruct. Capsic. annui
Pimprenelle, la	Rad. Pimpinellae
Pin (sauvage), le	Pinus silvestris
Piscidie, écorce de —	Cort. Piscidiae erythrinae
Pissenlit	Herb. (Rad.) Taraxaci
Pisse-sang	Herb. Fumariae
Pistache, la	Sem. Pistaz. verae
Pistolet	Herb. (Tub.) Aconiti
Pivoine, la	Flor. (Rad. Sem.) Paeoniae
Plantain, le	Herb. Plantagin.
Platine, la	Platin
Plante, la	Planta, die Pflanze
Plâtre, le	Gips
Plomb, le	Plumbum

---

[1]) Vorschriften und Namen siehe S. 48—49, 68, 80 oder Dorvault.

Plomb brûlé (carbonaté)	Cerussa
Podophylle	Rad. Podophylli
Podophylle, extrait de —	Podophylline
Pois, le	Die Erbse
Pois à cautères	Vide Cautère
Pois d'Iris	Globul. Iridis
Poison, le	Das Gift
Poivre, le (album blanc)	Piper
Poivre d'Espagne (de Guinée)	Fruct. capsici
Poivre long	Piper longum
Poivre noir	Piper nigrum
Poivre à queue	Fruct. Cubebar.
Poivrette, la	Sem. Nigellae
Poix, la	Pix
Poix liquide	Pix liquida
Poix blanche	Resina Pini
Poix de Bourgogne (des Vosges)	Resina Pini
Poix jaune	Colophonium
Poix résine	Resina Pini
Policuivre	Acid. sulfur. dil. $+$ Alum.
Polygale (de Virginie)	Rad. Seneg.
Polygale vulgaire	Herb. Polygal. amar.
Polypode (de chêne)	Rad. Polypodii
Polypore	Fung. laricis
Polysulfure de potasse	Hepar. sulfuris
Pommade, la[1])	Unguentum
Pommade ammoniacale	Ungt. ammoniacale Cod. p. 61
Pommade d'Autenrieth	Ungt. stibiat. Cod. p. 63
Pommade antipsorique	Ungt. Helmerich Cod. p. 62
Pommade Bourget	Acid. salicyl. Ol. tereb. Lanol. āā 1. Adip. 10
Pommade de Gondret	Ungt. ammoniacale
Pommade de goudron	Ungt. Picis Cod. p. 63
Pommade belladoné	Ungt. Belladonnae
Pommade au chloroforme	Ungt. chloroformii
Pommade aux concombres	Ungt. cucumeris
Pommade camphrée	Ungt. camphor. Cod. p. 62, 71
Pommade de carbonate de plomb	Ungt. Cerussae 20 %
Pommade citrine	Ungt. citrinum
Pommade d'iodure de potasse	Ungt. Kal. jodat.
Pommade d'iodure de potasse iodurée	Ungt. Kal. jodat. c. Jodo p. 63
Pommade p. l. lèvres	Cerat. labiale
Pommade épispastique jaune	Ungt. Cantharid. flav.

---

[1]) Vorschriften und Namen siehe S. 61—63, 71 oder Dorvault.

Pommade épispastique verte	Ungt. Cantharid. viride
Pommade Helmerich	Ungt. Helmerich Cod.
Pommade de Lyon	Ungt. Hg. oxyd. rubr. 1 : 15
Pommade de Laurier	Ol. Lauri
Pommade iodurée	Ungt. Kal. jodat.
Pommade iodurée Lugol	Ungt. Kal. jodat. c. Jodo
Pommade mercurielle double	Ungt. Hg. cin. 50 %
Pommade mercurielle faible	Ungt. Hg. cin. dilut. 12 %
Pommade napolitaine	Ungt. Hg. cin. 50 %
Pommade nervale	Ungt. nervin.
Pommade d'oxyde rouge de mer-cure	Ungt. Hg. oxyd. rbr.
Pommade résolutive	Ungt. Hydrarg. cin. $+$ 5 % Ammon. chlorat.
Pommade rosat	Cerat. labial.
Pommade soufrée	Ungt. sulfurat. Cod.
Pommade stibiée	Ungt. stibiat.
Pommade de précipité jaune	Ungt. Hg. ox. flav. p. 62 u. 71
Pommade de précipité rouge	Ungt. Hg. oxyd. rbr. p. 62 u. 71
Pommade de peuplier	Ungt. populeum
Pommade de Régent	Ungt. Régent. Cod. p. 63
Pomme de terre, la	Die Kartoffel
Pomme épineuse, la	Fol. (Sem.) Stramonii
Ponce, pierre de	Lap. Pumicis
Ponceau	Flor. Rhoeados
Porcelet	Herb. (Sem.) Hyoscyami
Pot-pourri	Spec. fumales
Porphyrisé	Sehr fein gepulvert
Potasse, la	Kalium oder Kalium carbonicum
Potasse caustique (à l'alcool)	Kal. hydric. pur.
Potasse caustique liquide	Liqu. Kal. caust. p. 46
Potasse à la chaux	Kal. caustic. (ord.)
Potasse impure	Kal. carbonic. cr.
Potasse pure	Kal. carbon. pur. (Kal. caustic. pur.)
Potassium, le	Kalium.
Potentille, la	Herb. Potentillae
Potion, la[1])	Mixtura
Potion de Chopart	Potion au Baume de Copahu.
Potion émulsive	Potion émulsive gommée p. 50
Potion gommée	Potion émulsive gommée p. 50
Potion gazeuse	Potio Riveri Cod.
Potion purgative à la Magnésie	Abführlimonade siehe S. 46 u. 47
Potion de Rivière	Potion de Rivière p. 50
Poudre, la[1])	Pulvis

---

[1]) Vorschriften und Namen siehe S. 49, 50 oder Dorvault.

Poudre de	Siehe unter dem Namen der Droge
Poudre adoucissante	Pulv. Alth.-Liquir. āā p.
Poudre aromatique	Pulv. cinnam. comp.
Poudre alcaline	Natr. bicarbon.
Poudre cordiale	Pulv. equorum
Poudre des capucins	Pulv. insector.
Poudre dentifrice	Pulv. dentifric.
Poudre diurétique	Pulv. diuret. Cod.
Poudre de Dover	Pulv. Ipec. opiat. Cod. p. 51
Poudre du Duc	Rad. Gentian., Herb. Centaur., — Aristol., — Chamaedr. āā p.
Poudre fédérale	Pulv. pro pedibus vide p. 68
Poudre fumigatoire	Räucherpulver
Poudre escharotique (arsenicale)	Acid. arsenicos. 1. Cinnabar. 16. Sang. Dracon. 5
Poudre gazifère	Pulv. aërophorus
Poudre gazogène (neutre)	Pulv. aërophorus
Poudre gazogène alcaline	Pulv. aërophorus anglic.
Poudre gazogène ferrugineuse	Pulv. aërophorus ferr. Cod.
Poudre gazogène laxative	Pulv. aërophorus laxans
Poudre gommeuse	Pulv. gummos. (vide Ph. Helv. p. 68)
Poudre insecticide	Pulv. insector.
Poudre d'Ipéca opiacée	Pulv. Ipecac. opiat. Cod.
Poudre de longue vie	Spec. laxant. St. Germain
Poudre pectorale	Pulv. Liquirit. comp.
Poudre persane	Pulv. insector.
Poudre de réglisse composée	Pulv. Liquirit. comp.
Poudre de riz	Pulv. sem. Oryzae
Poudre de savon	Sapo medicat.
Poudre de Seltz	Pulv. aëroph. Cod.
Poudre sternutatoire	Pulv. sternutator.
Poudre de Vichy	Natr. bicarbonic.
Poudre de Vienne	Calcar. Viennens.
Précipité blanc, le	Hydrarg. praecip. alb.
Précipité jaune	Hydrarg. oxyd. flav. v. h. par.
Précipité noir	Mercur. solub. Hahnem.
Précipité rouge	Hydrarg. oxyd. rubr.
Prêle, (tisane de —)	Herb. Equiseti
Primevère, la	Flor. Primulae off.
Prise, la	Pulvis compos.
Protochlorure und alle Proto-Salze siehe unter dem jeweiligen Salznamen, wie Protochlorure unter Chlorure, Protoxyde unter Oxyde	
Protochlorure de mercure, le	Hydrarg. chlorat.

Protochlorure de mercure par pré- cipitation	Hydrarg. praec. alb.
Protochlorure de fer	Ferrochlorid
Protoxyde d'azote, le	Lachgas. N₂O
Protoxyde de plomb	Cerussa
Protoxyde de plomb fondu	Lithargyrum
Protoiodure de mercure, le	Hydr. jodat. flav.
Prussiate, le	Cyansaures Salz
Prussiate jaune de potasse	Kal. ferrocyanat.
Pulmonaire	Herb. Pulmonar.
Pulmonaire de Chêne	Lichen Pulmonariae
Pulpe, la	Pulpa
Pulsatille, la	Anemone pulsatilla
Pulvérolé, le	Pulvis compos.
Pyrèthre, racine de --	Rad. Pyrethri
Pyrèthre de Caucase, fleurs de —	Pulv. insector.
Pyrole, la	Herb. Pyrol.
Pyrogallol, le	Acid. pyrogall. (Pyrogallol)

Q.

Quassi amer, le	Lign. Quassiae
Quatre bois	Spec. sudorif. p. 58
Quatre fleurs	Spec. pectoral. p. 58
Quatre semences chaudes	Fruct. Anis., — Foenic., — Carvi, Coriandr. āā p.
Queues de cerises	Stipit. Cerasor.
Quinine, la	Chininum
Quinine hydratée	Chininum purum
Quinoline	Chinolinum.
Quinquina, le	Cort. Chinae
Quinquina aromatique	Cort. Cascarillae
Quinquina jaune	Cort. Chinae regiae
Quinquina royal	Cort. Chinae regiae
Quinquina rouge	Cort. Chinae rubrae
Quintefeuille, la	Rad. Potentill. rept.

R.

Racahout des Arabes	Mischung mit Kakao, Salep, Mehl und Zucker
Racine, la	Radix
Racine de canne	Rhiz. Arundinis
Racine de Chine	Rad. Chinae
Racine pour les dents	Rhiz. Iridis
Racine douce	Rad. Liquirit.
Racine jaune (orange)	Rhiz. Hydrast. canad.

Racine de safran	Rhiz. Curcumae
Racine de violette	Rhiz. Iridis
Raifort, le	Meerrettig
Raisin, le	Die Traube
Raisin des bois	Fruct. Myrtillor.
Raisin d'ours	Fol. Uv. ursi
Raisin sec (passé)	Rosine
Ratafia, le	Liqueur (gezuckerter Schnaps)
Ratanhia	Rad. Ratanhiae
Réglisse, la	Rad. Liquirit.
Régule (d'antimoine)	Stibium
Régule d'arsenic	Acid. arsenicos.
Reine des bois, la	Herb. Asperulae
Reine des prés, la	Flor. Spiraeae ulm.
Renoncule, la	Ranunculus
Remède, le	Das Heilmittel (siehe auch Dorvault)
Résine, la	Das Harz (Resina)
Résine jaune	Resina Pini
Résine élémi	Resina Elemi
Résine de gaïac	Resina Guajaci
Résine de scammonée	Resina Scamonii
Résinate, le	Harzseife
Résorcine, la	Resorcin.
Rétinolé, le	Unguentum
Rétinolé de Galbanum safrané	Empl. oxycroc.
Rhapontic	Rad. Rhei Rhapont.
Rhubarbe, la	Rad. Rhei
Rhubarbe de France	Rad. Rhei Rhapont.
Rhubarbe en morceaux	Rad. Rhei in Stücken
Rhubarbe en cubes	Rad. Rhei □
Rhubarbe sauvage	Rad. Rumicis
Ricin, huile de	Ol. Ricini
Rigollot, le	Senfpapier
Riz, poudre de —	Amyl. Oryzae
Rob oder Roob, le	Succus (Extract.)
Rob de genièvre	Succus Juniperi
Rob de sureau	Succus Sambuci
Romarin, le	Fol. Rosmarini
Ronce, feuilles de (noire)	Fol. Rubi frut.
Rosage	Rhododendron
Roseau aromatique	Rhiz. Calami
Roseau (grand), racine de	Rhiz. Arundinis
Rosier, le	Rosenstrauch
Rose, la	Die Rose = Rosa
Rose, fleurs ou feuilles de —	Flor. Rosae
Rose de chien (des haies)	Flor. Rosae caninae
Rose bénite royale	Flor. Paeoniae

Rose-marine, la	Fol. Rosmarini
Rose de Provins (rouge)	Petal. Ros. canin.
Rue, la	Herb. Rutae

S.

Sabadille, la	Fruct. Sabadillae
Sabine, la	Herb. Sabinae
Saccharate de fer, le	Ferr. oxyd. sacch. sol.
Saccharine, la	Saccharin.
Saccharolé, le	Pulvermischungen mit viel Zucker
Saccharolé liquide	Sirupus
Saccharolé de lichen	Codex Original!
Saccharolé oléolique	Elaeosaccharum
Saccharolés solides	Pastilli
Saccharure, le	Ein Zuckerpulver, mit einer Tinktur getränkt und getrocknet
Sachets, les m.	Riechkissen (Säckchen, meist parfüm= haltig)
Safran, le	Safran
Safran des prés	Colchicum autumn.
Safran de mars apéritif	Crocus martis (Ferr. subcarbon.)
Sagou	Sago
Sainbois, le	Cort. Daphne Gnidii
Saindoux, le	Adeps suill.
Salicaire, la	Herb. Salicar.
Salicylate, le	Salicylsaures Salz
Salivaire, racine de	Rad. Pyretri
Salpêtre, le	Kal. nitric.
Salsepareille, la	Rad. Sarsaparillae
Sandaraque, la	Sandaraca
Sang-dragon	Sanguis Draconis
Sanguinaire	Herb. Sanguinar.
Sangsue, la	Der Blutegel
Sanicle	Herb. Saniculi
Santal, le	Lign. Santali
Santal citrin, huile de —	Ol. Santal. alb.
Santoline, la	Flor. Santolinae
Santonine, la	Santonin
Sapinette	Cerevisia antiscorbut.
Sapin, le	Pinus
Sapin, bourgeons de	Turiones pini
Saponaire, le	Fol. —, Rad. Saponariae
Saponé, le	Sapo
Saponulé, le	Festes alkoholisches Seifenpräparat
Sarriette, la	Herb. (Flor.) Saturejae
Sassafras, le	Lign. Sassafras

13*

Saturne, le	Plumbum
Sauge, la	Fol. Salviae
Saule, le	Salix (Weide)
Savon, le	Sapo
Savon amygdalin	Sapo medicatus
Savon de plomb	Empl. Lithargyr. spl.
Savon médicinal [1])	Sapo medicatus
Savonnière, la	Rad. Saponar.
Scabieuse, la	Fol. Scabiosae
Scammonée, la	Scammonium
Scille, la	Bulb. Scillae
Scolopendre, la	Herb. Scolopendrii
Scrofulaire	Herb. Scrofulariae
Sèche, la (Seiche)	Ossa Sepium
Seigle ergoté (noir), le	Secale cornutum
Seigle (vulgaire)	Secale cereale
Sel, le	Sal
Sel amer	Magnes. sulfuric.
Sel ammoniac	Ammon. chlorat.
Sel anglais	Magnes. sulfuric.
Sel d'Angleterre	(Natr.) Magnes. sulfuric. pur.
Sel de benjoin	Acid. benzoic.
Sel de Berthollet	Kal. chloric.
Sel de Boutigny	Hydr. bichlorat. $+$ Hg. bijodat.
Sel de cuisine	Natr. chlorat.
Sel cathartique perlé	Natr. phosphoric.
Sel digestif de Vichy	Natr. bicarbonic.
Sel à détâcher	Oxalium
Sel de Duobus	Kal. sulfuric.
Sel essentiel de tartre	Acid. tartaric.
Sel d'Espom	Magnes. sulfuric.
Sel d'Espom de Lorraine	Natr. sulfuric.
Sel gemme	Natr. chlorat.
Sel de Glauber	Natr. sulfuric. (cr.)
Sel de Grégory	Doppelsalz von Morf. mur. $+$ Cocain. mur.
Sel de lait	Sacchar. lactis
Sel de nitre	Kal. nitric.
Sel d'oseille	Oxalium
Sel de Pennès	Siehe Spezialitäten
Sel de phosphore	Natr. ammon.-phosphor.
Sel de Preston	Olfactorium anglic.
Sel de la Rochelle	Tartar. natronat.
Sel de saturne	Plumb. acet. neutr.
Sel de Sedlitz	Magnes. sulfuric.

[1]) Andere Namen siehe Dorvault.

Sel de Seignette	Tartar. natronat.
Sel de soude crist.	Natr. carbonic.
Sel de tartre	Kal. carbonic. pur.
Sel végétal[1])	Kal. tartaric.
Sel de Vichy	Natr. bicarbonic.
Sel volatil d'Angleterre	Ammon. chlor. + Kal. carbon. + Parfum.
Sélin des marais	Rad. Selini
Semen-contra, le	Flor. Cinae
Semences carminatives	Spec. carminativae Cod.
Semences chaudes	Vide Quatre semences chaudes
Semence sainte, la	Flor. Cinae
Semencine, la	Flor. Cinae
Séné (le), feuilles de	Fol. Sennae
Séné, fleurs (follicules) de —	Folicul. Sennae
Séneçon, le	Senecio vulgaris
Serpentaire, la	Rad. Aristol. serpent.
Serpolet, le	Herb. Serpylli
Serum Chéron	Kochsalzserum
Serum bichloré Chéron	Kochsalzserum mit Hydrarg. bichlorat
Sésame, huile de —	Ol. Sesami
Sesquichlorure de fer[2])	Liqu. Ferr. sesquichlorat.
Silicate, le	Kieselsaures Salz
Sinapisme, le (— en feuilles)	Senfteig (Senfblätter)
Sirop, le[3])	Sirupus
Sirop de miel	Mel depurat.
Sodium, le	Natrium
Soluté, le[4])	Solutio (siehe S. 57)
Solution, la	Solutio, Liquor
Solution arsenicale de Pearson	Sol. Natr. arsenicos. 1 : 600
Solution van Swiéten	Vide Liqueur van Swiéten
Sommités, les f.	Summitates
Son, le	Die Kleie
Son d'amandes	Mandelkleie
Sorbes, les	Die Vogelbeeren
Souche, la	Der Stamm
Souchet, racine de —	Rhiz. Cyperi long.
Souchet des Indes	Rhiz. Curcumae
Souci, le	Flor. Calendulae
Souci des Alpes	Flor. Arnicae

---

[1]) Andere Namen siehe Dorvault.

[2]) Sesqui-Verbindungen schlage man unter dem einfachen Namen der Verbindung nach.

[3]) Sämtliche Sirupe mit Synonymen S. 51—57 oder Dorvault.

[4]) Andere „Soluté" siehe Dorvault.

Soude, la	1. Natrium
	2. Natr. caustic.
	3. im Volksmunde: Natr. carbo-
	nic. crud.
Soude boratée	Borax
Soude caustique	Natr. hydric.
Soude caustique liquide	Liqu. Natr. hydric.
Soude sulfatée	Natr. sulfuric.
Soude tartarisée	Tartar. natronat.
Soude vitriolée	Natr. sulfuric.
Soufre, le	Sulphur
Soufre en canon	Stangenschwefel
Soufre, crème de —	Sulfur depurat. (sublimat.)
Soufre, fleurs de —	Sulfur depurat. (sublimat.)
Soufre, lait de —	Sulfur praecipitat.
Soufre lavé	Sulf. depurat.
Soufre doré (d'antimoine)	Stib. sulfurat. aurant.
Soufre précipité	Sulfur praccipit.
Soufre sublimé	Sulfur sublimat.
Soufre végétal	Lycopodium
Sourcie, fleurs de	Flor. Galeopsidis; Flor. Lamii
Sourcil de Vénus	Herb. Millefol.
Sousacétate de plomb. liqu.	Liqu. Plumbi subacet.
Souscarbonate de fer	Crocus martis
Sousmuriate de mercure	Hydr. chlorat. (Calomel)
Sousnitrate de bismuth	Bism. subnitric.
Sousphosphate de chaux	Calciumtriphosphat
Sousphosphate de soude	Natr. phosphoric., Na_2HPO_4
Soussulfate de quinine	Chinin. sulfur. bas. offic.
Soussulfate mercurique[1])	Hydrarg. sulfuric. basic.
Sparadrap, le	Emplastr. extens.
Sparadrap de cire	Emplastr. cereum extens. Cod.
Sparadrap de Thapsia	Emplastr. Thapsiae
Sparadrap de Vigo	Emplastr. Hydrarg. extens.
Spilanthe	Fol. (flor.) Spilanth.
Spic, le	Lavandula Spica
Spigélie, la	Herb. Spigeliae
Squille, la	Bulb. Scillae
Squine, la	Rad. Chinae
Staphisaegre, semence de	Sem. Straphisagr.
Stigmates de maïs	Stigmata Maïs
Stéatique	Talcum
Storax (en larmes), le	Storax, ein Parfümbalsam
Stramoine, la	Fol., Sem. Stramonii
Strychnine, la	Strychnin

[1]) Andere Sous=Salze siehe unter dem einfachen Namen des Salzes.

Subacetas plumbicus liqu.	Liqu. Plumb. subacet.
Subazotas bismuthicus	Bism. subnitric.
Sublimé (corrosif), le	Hydrarg. bichlorat.
Sublimé doux	Hydrarg. chlorat.
Suc, le[1])	Succus
Suc de framboise	Himbeersaft
Suc d'herbes	Vide Codex Original!
Suc de réglisse (anisé)	Succ. Liquirit. (c. Anis.)
Succin, le	Succinum
Sucrate de fer, le	Ferr. oxyd. sacch. sol.
Sucre, le (de canne)	Saccharum
Sucre candi	Kandiszucker
Sucre de lait	Sacch. Lactis
Sucre noir	Succ. Liquir. plv.
Sucre de plomb	Plumb. acetic.
Sucre saturné	Plumb. acetic.
Sucre sablé	Streuzucker (grob)
Suie, la	Fuligo
Suif, le	Sebum
Sulfate, le (Sulfas)	Schwefelsaures Salz (... sulfuric.)
Sulfate d'alun et de potasse	Alumen
Sulfate de cuivre ammoniacal	Cupr. sulfuric. ammon.
Sulfate d'eau	Acid. sulfuric.
Sulfate ferreux	Ferr. sulfuric. (Ferrosulfat)
Sulfate ferrique	Ferrisulfat.
Sulfate mercureux	Mercurosulfat.
Sulfate mercurique	Mercurisulfat.
Sulfate de potasse acide	Kal. bisulfuric.
Sulfate de quinine basique	Chinin. sulfur. offic.
Sulfate de quinine neutre	Chinin. sulfur. neutrale
Sulfhydrate, le	Vide Sulfure
Sulfide, le	... sulfurat.
Sulfide, hydrique	Schwefelwasserstoff
Sulfite, le	Schwefligs. Salz (... sulfurosum)
Sulfite sulfuré de soude	Natr. hyposulfuros.
Sulfophénate de zinc	Zinc. sulfocarbol.
Sulfure, le (Sulfuretum)	.... sulfuratum
Sulfure d'antimoine	Stib. sulfurat. nigr.
Sulfure d'antimoine hydraté	Kermes mineral.
Sulfure de carbone	Carbon. sulfurat.
Sulfure d'Iode	Jod. sulfurat.
Sulfure de mercure noir	Hydr. sulfurat. nigr.
Sulfure de mercure rouge	Cinnabaris
Sulfure mercurique	Cinnabaris

---

[1]) Andere Namen siehe Dorvault.

Sulfure de potasse	Kal. sulfurat.
Sulfure de potasse sulfaté	Hepar sulfuris
Suppositoire, le[1]	Suppositorium
Suppositoire vaginal	Globul. vaginal.
Sureau (fleurs de —)	Flor. Sambuci
Surelle	Fol. Oxal. ober Rumic. acetos.
Sur .... mit nachfolgendem Salz= namen siehe unter dem einfachen Namen des Salzes	
Surtartrate de potasse	Tartar. depurat.

T.

Tablettes, les f.	Vide „Tablettae" p. 59, 67
Tablettes de Vichy	Tabl. Natr. bicarb.
Talc, le	Talcum
Taconnet	Fol. (Flor.) Farfarae
Taffetas, le	Empl. extens., charta.
Taffetas anglais	Englisch Pflaster
Tamarin, le	Fruct. Tamarind.
Tamarin, pulpe de	Pulpa Tamarind.
Tamar indien, le	Fruct. Tamarind.
Taminier, racine de	Rad. Tami communis
Tanaisie, la	Herb. (Flor.) Tanaceti
Tannate, le	Gerbsaures Salz
Tannin, le	Acid. tannic.
Tartrate, le	Weinsaures Salz
Tartrate acide de potasse	Tartar. depurat.
Tartrate borico-potassique	Tartar. boraxat.
Tartrate neutre de potasse	Kal. tartaric.
Tartrate normal	Acid. tartaric.
Tartrate de potasse et d'antimoine	Tartar. stibiat.
Tartrate de potasse et de soude	Tartar. natronat.
Tartre, le	Tartrate
Tartre boraté	Tartar. boraxat.
Tartre émétique	Tartar. stibiat.
Tartre soluble	Kal. tartaric.
Tartre stibié	Tartar. stibiat.
Tartroborate de potasse	Tartar. boraxat.
Teinture, la	1. Tinctura vide Cod. p. 60
	2. Die Farbe
Teinture d'Aconit	Tinct. Aconit. herbae
Teinture amère	Tinct. Absinth. comp.
Teinture antiscorbutique	Tinct. de Raifort composée
Teinture de cachou	Tinct. catechu
Teinture de camphre concentrée	Spirit. camfor. 10 %

[1] Namen siehe S. 59 ober Dorvault.

Teinture de camphre faible	Spirit. camfor. 2,5 $^0/_0$
Teinture d'essence	Ol. aether. 2. Spirit. 98
Teinture éthérée	Tinct. aetherea
Teinture d'opium camphrée	Tinct. extr. Opii camph. Cod.
Teinture d'extrait d'opium	Tinc. extr. Opii p. 60
Teinture de mars tartarisée	Vide Cod. p. 61
Teinture de panama coaltarée	Vide p. 61
Teinture de Raifort composée	Vide p. 61
Teinture de savon	Spir. saponat. 20 $^0/_0$
Teinture thébaïque	Tinct. Extr. Opii p. 60
Teinture vulnéraire[1])	Spir. vulnerar. Cod. (2 Sorten)
Térébenthine, la	Terebinthina
Térébenthine d'Alsace	Terebinth. von Pinus Picea
Térébenthine de Bordeaux	Terebinth. von Pinus Pinaster
Térébenthine commune	Terebinth. von Pinus Pinaster
Térébenthine de Chio	Terebinth. von Pistacia Terebinth.
Térébenthine au citron	Terebinth. von Pinus Picea
Térébenthine de Strasbourg	Terebinth. von Pinus Picea
Térébenthine des Vosges	Terebinth. von Pinus Picea
Térébenthine de Venise	Terebinth. von Larix europaea
Térébenthine, Essence de —	Ol. Terebinth.
Térébenthine, Huile volatile de —	Ol. Terebinth.
Terre, la	Die Erde, Terra
Terre calcaire	Calc. carbonic.
Terre cimolée	Bolus alba
Terre du Japon	Catechu
Terre foliée minérale	Natr. acetic.
Terre foliée de tartre (végétale)	Kal. acetic.
Terre magnésienne (talqueuse)	Magnes. carbonic.
Tête de pavot, la	Capit. Papaver.
Thapsie	Cort., Rad. Thapsiae
Thé, le	1. Chinesischer Tee
	2. Species; vide „Tisane" u. Cod.
Thé d'Europe (de la Grèce)	Fol. Salviae
Thé des Jésuites	Herb. Chenopod. ambros.
Thé de St. Germain	Spec. laxant. p. 58 u. 69
Thé Maté	Fol. Ilic. paraguajens.
Thé pectoral	Spec. pectoral. p. 58 u. 70
Thé de santé	Spec. laxant. p. 58 u. 69
Thé suisse[2])	Spec. helvetic. Cod. p. 58
Théine, la	Coffein.
Théobromine, la	Theobrominum
Thériaque, la	Electuar. theriacale

---

[1]) Andere Namen von Tinkturen siehe unter dem Namen der Droge oder im „Dorvault".

[1]) Alle übrigen „Thés" oder „Tisanes" siehe Codex oder Dorvault.

Thym, le	Herb. Thymi (vulg.)
Thymol, le	Thymolum
Tiges de cerises	Stipit. Cerasor.
Tilleul, le	Flor. Tiliae
Tisane, la	1. „Tee" (als trinkfertiges Getränk) vide Codex
	2. Die Kräuter zur Bereitung eines Tees
Tisane de Feltz	Dec. Sarsapar. comp. p. 43
Tisane américaine	Eine Spezialität
Tisane royale	Dec. laxans Cod. p. 42
Tisane de gomme	Gummi arab. 20. Aqu. 1 Liter
Tisane de Zittmann	Dec. Sarsapar. comp. p. 43
Tisane de thé [1])	10 g chines. Tee auf 1 kg Wasser
Toile de Mai (de Dieu)	Empl. cereum ext. Cod.
Toile souveraine	Empl. cereum ext.
Topique, le [2])	Arznei zum äußerl. Gebrauch
Tormentille, la	Rad. Tormentillae
Tortelle, la	Herb. Sisymbr. off.
Tournesol, le	Lackmus
Toute-saine	Herb. Hyperici
Trèfle, le	Klee (Trifolium)
Trèfle aigre	Herb. Oxal. acetos.
Trèfle d'eau	Fol. Trifol. fibrini
Trèfle des marais	Fol. Trifol. fibrini
Triiodure de formyle	Jodoform
Thridace, la	Extr. Lactucae
Trochisque, le	Arznei in tonischer Form, vide Pastilles oder Tablettes
Trochisques aromatiques	Candelae fumales
Troène	Ligustrum vulgare
Trois-six	Weinspiritus
Tubercules, les f.	Tubera
Tuberculine, la	Tuberculin.
Tue-chien	Colchicum autumnale
Turbith minéral, le	Hydr. sulfur. flav.
Turbith nitreux	Hydr. nitric. flav.
Turbith végétal	Rad. Turpethi
Turbith noir	Mercur. solub. Hahnemann.
Turions, les	Turiones
Tussilage, le	Fol. (Flor.) Farfarae

---

[1]) Alle übrigen „Thés" oder „Tisanes" siehe Codex oder Dorvault.
[2]) Vorschriften siehe Dorvault.

U.

Ulmaire, fleurs d'	Flor. Spiraeae ulmar.
Urane	Uran.
Urée, l'a	Harnstoff
Uréthane	Urethan.
Urine, l'a	Der Harn

V.

Valérate, le	Valeriansaures Salz
Valériane, la	Rad. Valerian.
Valérianate, le	Valeriansaures Salz
Vanille, la (givrée)	Vanilla
Vanilline, la	Vanillin
Vaseline, la	Vaseline (alba)
Vélar, le	Herb. Sisymbr. offic.
Vératre, le (Varaire)	Rhiz. Veratri
Vératrine, la	Veratrin.
Vermillon, le	Hydrarg. sulfurat. rubr.
Vernis, le	Der Lack
Vernis blanc	Sandarac.
Verdet, le	Aërugo
Verdet cristallisé	Cupr. acetic.
Véronique, la	Herb. Veronicae
Vert, le	Die grüne Farbe
Vert-de-gris, le	Aërugo
Verveine, la	Herb. Verbenae
Vésicatoire, le	Empl. Cantharid. ext.
Vésicatoire camphré	Emplastrum Cantharid. ext. mit einer ätherischen Kampferlösung bestrichen
Vésicatoire de Beauvoisin	Löschpapier mit Essigsäure getränkt
Vesse de cerf, la	Bolet. cervinus
Vigne, la	Vitis vinifera
Vigne blanche	Rad. Bryoniae
Vignette (fleurs de)	Flor. Spir. ulmar.
Vin, le	Vinum
Vin antimonié	Vin. stibiat.
Vin émétique	Vin. stibiat.
Vin cordial	Vin. cinnam. comp. (Dorv.)
Vin médicinal[1]	Arzneiwein
Vinaigre, le	Acetum
Vinaigre aromatique	Acet. aromat. p. 38
Vinaigre ammoniacal	Liqu. Ammon. acet.

---

[1] Sämtliche Arzneiweine siehe S. 63—64, 71, 84—85 oder Dorvault.

Vinaigre anglais	Acet. anglic. Cod. p. 38
Vinaigre de bois	Acet. pyrolignos.
Vinaigre blanc	Acet. (vini 7—8 $^{o}/_{0}$)
Vinaigre framboisé	Acet. Rub. Idaei
Vinaigre antiseptique	Vide Cod. p. 38
Vinaigre colchique	Acet. Colchici Cod.
Vinaigre glacial	Acid. acetic.
Vinaigre phéniqué	Acet. carbolisat. Cod. p. 38
Vinaigre des 4 voleurs	Vinaigre antiseptique Cod.
Vinaigre de plomb	Liqu. Plumb. subacet.
Vinaigre de saturne	Liqu. Plumb. subacet.
Vinaigre scillitique	Acet. Scillae Cod. p. 38
Vinaigre de Vénus	Acid. acetic.
Vinaigrier, le	Rhus toxicodendron
Violette, la	Flor. Violae odorat.
Vitriol blanc, le	Zinc. sulfuric.
Vitriol bleu	Cupr. sulfuric.
Vitriol de potasse	Kal. sulfuric.
Vitriol vert	Ferr. sulfuric.
Vomiquier, le	Strychnos nux vomica.
Vulnéraire suisse	Spec. helvetic. Cod.
Vulvaire	Fol. Chenopod. vulv.

W.

Winter, écorce de	Cort. Drimis. Winteri granatens.

Y.

Yeux d'écrevisse, les m.	Lap. cancror.

Z.

Zédoaire, la	Rhiz. Zedoar.
Zeste, la	Cortex fructus
Zinc, le	Zincum

Druckfehlerverzeichnis.

Seite 8 Zeile 23 und Seite 143 Zeile 20 muß heißen: Acétate statt Acetate.

Seite 14 Zeile 9 muß heißen: Caféine statt Coffeine

Seite 15 Zeile 4 muß heißen: Décoction statt Decoction.

Seite 16 Zeile 20 muß heißen: „tisane" oder Dekokt statt „tisane" oder „Decoct".

Seite 19 Zeile 14 muß heißen: l'œil statt oiel.

Seite 25 Zeile 9 muß heißen: sind die Preise häufig weniger hoch, als in der Provinz, weil hier die . . . .

Seite 25 Zeile 24 muß heißen: unserm „gnädiges Fräulein" entsprechend.

Seite 26 Zeile 27 muß heißen: so fragt man sich: statt . . . . sich;

Seite 28 Zeile 25 muß heißen: Kantons der französischen Schweiz.

Seite 40 Zeile 6 muß heißen: magnésienne statt magnesienne.

Seite 41 und Seite 51 vorletzte Zeilen muß heißen: belladone statt belladonne.

Seite 45 Zeile 25 muß heißen: Kermès minéral statt Kermes minerale.

Seite 47 Zeile 1 muß heißen: Villate statt Valette.

Seite 48 Zeile 23 muß heißen: Helvétius statt Helvetius.

Seite 49 Zeile 6 muß heißen: Hydr bichlorat. statt Hydr. chlorat.

Seite 52 Zeile 5 und Seite 54 vorletzte Zeile muß heißen: Sirop de cerise statt Sirop de cérise.

Seite 54 vorletzte Zeile muß heißen: laurier-cerise statt laurier-cérise.

Seite 57 Zeile 16 muß heißen: Sirop de Vélar statt Sirop de Velar.

Seite 61 Zeile 32 muß heißen: Liqu. Ammon. caust. Cod 20.

Seite 62 vorletzte Zeile muß heißen: Ungt. Hydrarg. oxyd rubr.

Seite 70 Zeile 22 muß heißen: Arnikablüten statt Arnikablätter.

Seite 74 Zeile 6 muß heißen: Chlorol Marye statt Chloral Marye.

Seite 94 Zeile 2 muß heißen: commissions statt comissions.

Seite 95 Zeile 17 muß heißen: prescrite statt préscrite.

Seite 95 Zeile 31 muß heißen: ce nom! statt ce nom?

Seite 97 Zeile 23 und Seite 121 Zeile 13 muß heißen: prescription statt préscription.

Seite 99 Zeile 22 muß heißen: tout à l'heure statt toute à l'heure.

Seite 104 Zeile 20 muß heißen: délaye statt delaye.

Seite 109 vorletzte Zeile muß heißen: une demi-heure statt demie heure.

Seite 112 Zeile 21 muß heißen: Pourriez-vous.

Seite 115 vorletzte Zeile muß heißen: convalescents statt convalescentes

Seite 125 Zeile 38 muß heißen: pot à décantion statt pot decantion.

Seite 127 Zeile 9 muß heißen: déborde statt deborde.

Seite 127 Zeile 21 muß heißen: être de service statt du service.

Seite 127 Zeile 42 muß heißen: trois cents statt trois cens.

Die chemischen Processe
und stöchiometrischen Berechnungen
bei den
Prüfungen und Wertbestimmungen der im Arzneibuche für das Deutsche Reich (IV. Ausgabe) aufgenommenen Arzneimittel.
Gleichzeitig
Theoretischer Teil der „Anleitung" desselben Verfassers.
Von **Dr. Max Biechele.**
In Leinwand gebunden Preis M. 4,—.

Anleitung zur Erkennung und Prüfung
aller im
Arzneibuche für das Deutsche Reich (IV. Ausgabe)
aufgenommenen Arzneimittel.
Zugleich ein Leitfaden bei Apotheken-Visitationen für Apotheker und Aerzte •
Von **Dr. Max Biechele.**
Elfte vielfach vermehrte Auflage.
In Leinwand gebunden Preis M. 5,—.

Anleitung zur Erkennung, Prüfung und Werthbestimmung
der gebräuchlichsten Chemikalien
für den technischen, analytischen und pharmaceutischen Gebrauch.
Von **Dr. Max Biechele.**
In Leinwand gebunden Preis M. 5,—.

Pharmaceutische Uebungspräparate.
Anleitung zur Darstellung, Erkennung, Prüfung und stöchiometrischen
Berechnung von
officinellen chemisch-pharmaceutischen Präparaten.
Von **Dr. Max Biechele.**
In Leinwand gebunden Preis M 6,—.

Die Prüfung der chemischen Reagentien auf Reinheit.
Von **Dr. C. Krauch.**
Dritte, gänzlich umgearbeitete und sehr vermehrte Auflage.
z Zt. vergriffen; die vierte Auflage erscheint 1903.

Mikroskopische Untersuchungen
vorgeschrieben vom
Deutschen Arzneibuche.
Anleitung zur mikroskopischen Untersuchung der officinellen Drogen.
Von **Dr. Carl Mez,**
a. o. Professor der Botanik an der Universität Halle
Mit 113 in den Text gedruckten mikroskopischen Originalfiguren
Unter der Presse

Die Arzneimittel-Synthese
auf Grundlage der Beziehungen zwischen chemischem Aufbau u. Wirkung.
Für Aerzte und Chemiker
von **Dr. Sigm. Fränkel,** Wien.
In Leinwand geb Preis M. 12,—.

Zu beziehen durch jede Buchhandlung.

Hagers Handbuch der pharmaceutischen Praxis

für Apotheker, Aerzte, Drogisten und Medicinalbeamte.

Unter Mitwirkung hervorragender Fachmänner
vollständig neu bearbeitet und herausgegeben von

B. Fischer, und C. Hartwich,
Breslau   Zürich.

Zwei Bände. Mit zahlreichen in den Text gedruckten Holzschnitten.

Preis je M. 20,—; elegant in Halbleder geb. je M. 22,50.

Auch in 20 Lieferungen zum Preise von je M. 2,— zu beziehen.

Neues pharmaceutisches Manual.

Herausgegeben von

Eugen Dieterich.

Mit in den Text gedruckten Holzschnitten.

Achte vermehrte Auflage.

In Moleskin Preis geb. M 16,—; mit Schreibpapier durchschossen u. in Moleskin geb M 18,—.
Auch in 14 Lieferungen zum Preise von je M. 1,— zu beziehen.

Handbuch der Drogisten-Praxis.

Ein Lehr- und Nachschlagebuch für Drogisten u. Farbwaarenhändler etc.

Im Entwurf vom Drogisten-Verband preisgekrönte Arbeit

Von G. A. Buchheister.

Mit einem Abriss der allgemeinen Chemie von Dr. Robert Bahrmann

Sechste Auflage.

Mit 225 in den Text gedruckten Abbildungen — Preis M. 10,—; in Leinwand geb M 11,20.

Vorschriftenbuch für Drogisten.

Die Herstellung der gebräuchlichsten Handverkaufsartikel.

(Handbuch der Drogistenpraxis II Theil)

Von G. A. Buchheister.

Vierte vermehrte Auflage.

Preis M 8,—; in Leinwand gebunden M 9,20

Kommentar zum Arzneibuch für das Deutsche Reich.

Vierte Ausgabe.

(Pharmacopoea Germanica editio IV.)

Ergänzungsband zum Kommentar f. die III. Ausgabe d. Arzneibuches,

enthaltend

Nachträge und Veränderungen der IV. Ausgabe des Arzneibuches,

herausgegeben von

B. Fischer, und C. Hartwich,
Breslau.   Zurich.

360 Seiten Lex -8⁰. — In Leinwand gebunden M. 7,—.

Der obige Kommentar, in erster Linie für die Besitzer des Hager-Fischer-Hartwich-
schen Kommentars zur III Ausgabe berechnet, wird sich vermöge seiner praktischen Anlage auch für die Besitzer anderer Kommentare als ein werthvoller Führer für die IV. Aus
gabe des Arzneibuches erweisen. — Um denjenigen deutschen Apothekern, welche den
Hager-Fischer-Hartwich'schen Kommentar zur III. Ausgabe noch nicht besitzen,
die Möglichkeit zu geben, mit Hilfe des Nachtrages einen absolut zuverlässigen, auf der
Höhe der Zeit stehenden Kommentar zu einem wohlfeilen Preise zu erwerben, hat eine
Preisermassigung¹ für den Hager-Fischer-Hartwich'schen Kommentar zur

III. Ausgabe des Arzneibuches, 2. Auflage 1896, 2 Bande

stattgefunden, wonach derselbe, soweit der hierfur bestimmte Vorrath reicht, z. Preise von

M. 12,— (statt bisher M. 26,—) für das broschirte Exemplar,
M 16,— (statt bisher M. 30.—) für das in zwei Halbfranzbände gebundene Exemplar zu beziehen ist.

If you have any queries about our products,
please contact us on
ProductInfo.Heidelberg@springer.com

If SpringerPublishing is established outside the EU,
the EU authorized representative is:
Springer Nature Customer Service Center GmbH
Tiergartenstr. 17, 69121 Heidelberg, Germany

Printed by LaserTeckDruck GmbH
in Homburg, Germany